そうだったのか！
臨床に役立つ
心臓の発生・再生

[著]
古川 哲史 東京医科歯科大学難治疾患研究所生体情報薬理分野 教授

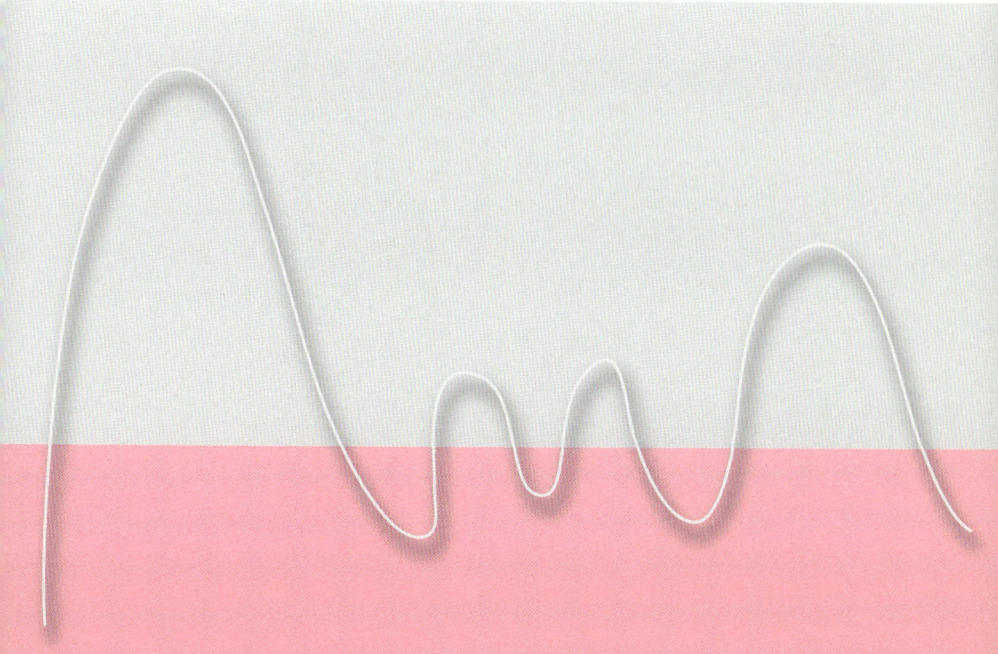

メディカル・サイエンス・インターナショナル

I Got It! The Cardiovascular Development and Regeneration for the Clinicians
First Edition
by Tetsushi Furukawa

© 2015 by Medical Sciences International, Ltd., Tokyo
All rights reserved.
ISBN 978-4-89592-826-7

Printed and bound in Japan

序　文

　筆者は学生時代，発生の授業が苦手だった。なぜ発生が苦手だったのか当時は自覚がなかったが，今振り返ってみるとどうも立体的に物事を考えることが生来不得意のようだ。中学生のとき，学校で知能検査が行われた。クラスの中で勉強はそんなにできるわけではなかったが，見直しを2回もしたという猛者がいた。どうせはったりだろうとたかをくくっていたら，学年で圧倒的トップの知能指数だった。一方，筆者はどうだったかというと，特にブロックを組み合わせるような立体図形の問題にやたら時間がかかってしまい，最後まで行き着かなかった。このころからすでに，どうも立体的な考え方が苦手だったようだ。そういえば，その後も代数は得意だったが幾何は苦手だった。専門を選ぶときにも，立体感覚の必要な外科は選ばず，内科を選んでいる。無意識のうちに立体的な思考が必要なものを避けてきた気がする。心臓発生も何となく以前から興味をもってはいたのだが，やっぱり手を出す決心がつかないままでいた。
　そんな自分が教授になったことを契機に，なんと心臓の発生の授業を担当するはめになった。これは困ったことになったぞと思い，2007年の夏に一大決心をして英語の心臓発生の教科書を1冊買い，1ページから読み進めた。すると実に面白く，ひと夏の間に250ページ以上ある英語のテキストを3回も読み直してしまった（1回では理解できなかったということでもあるのだが……）。その教科書はちょうどその年（2007年）に発売されたもので，実にいいタイミングで良い本にめぐり合うことができたものだ。これによって，多くの疾患が発生と関係することがわかり，発生の授業も何とかこなしている。
　そんなわけで本書は，非発生学者が書いた心臓の発生・再生のテキストである。発生学者と同じレベルのテキストは到底書けないが，機能や疾患との関わりを重視した元循環器内科医，現循環器生理・薬理研究者ならではの発生のテキストが書ける可能性もあるだろう。発生学者からみると物足りないところだらけに違いないが，臨床家にとってはむしろとっつきやすいテキストになるのではないかとひそかに期待している。本書が循環器の日常臨床に直接的に役立つことは少ないかもしれないが，発生の観点からの視野を加えて日常臨床にあたっていただけると，治療戦略にも幅が出てくるのではないだろうか？
　また，2014年に滲出型加齢黄斑変性症の患者にiPS細胞由来の網膜細胞の移植が世界初の臨床研究として行われ，心臓の再生医療が臨床応用される日も遠くないだろう。心臓の再生過程と発生は切っても切れない関係にある。臨床医にとっ

て，来たるべき心臓再生医療に備える意味でも発生の基本概念を知っておくことは重要だろう．本書がその一助になれば望外の喜びである．

＊　　　　＊　　　　＊

最後に，本書を完成させるにあたって多くの貴重なご助言をいただいたメディカル・サイエンス・インターナショナルの染谷繁實氏に深く感謝いたします．

2015年8月
古川 哲史

目　次

Part 0　本書を読み始める前に……………………………………… *1*
1. 発生が難しい3つの理由
2. 本書の構成

Part I　発　生 ………………………………………………………… *5*
A. 比較発生：陸上生活に伴う心臓の進化……………………… *6*
1. 生物の陸上化に伴う進化発生
2. 生物が水中から陸に上がるときに起きた心血管系の変化

B. 心臓発生：総論 ………………………………………………… *13*
1. 第1段階：心臓領域の形成—心臓は中胚葉からできる
2. 第2段階：原始心筒の形成
3. 第3段階：ルーピング
4. 第4段階：心筒内部の発生
5. 心臓の特殊構造の発生

C. 心臓発生：各論 ………………………………………………… *22*
1. 心臓の左右の起源
2. 第1心臓予定領域と第2心臓予定領域
3. 第2心臓予定領域—遅れて加わる心筋細胞が曲者
4. 心腔の形成
5. 中隔の形成
6. 弁の形成
7. 刺激伝導系の発生
8. 冠動脈の発生
9. 心臓の神経系の発生
10. 大血管系の発生

Part II 発生と心疾患 …… 77

A. 主な先天性心疾患 …… 78
1. 心室中隔欠損症—3構成要素（漏斗部・膜様部・筋性部）の癒合の失敗？
2. 心房中隔欠損症—一次中隔と二次中隔の異常
3. Fallot 四徴症—第2心臓予定領域病？
4. 完全大血管転位—回転不足が原因？
5. 動脈管開存—動脈管は収縮する運命にある血管？

B. 発生異常で起こる心筋疾患 …… 92
1. 不整脈原性右室心筋症—なぜ右室優位，脂肪変性，不整脈原性？
2. 左室心筋緻密化障害—第3の心筋症

C. 発生に関係する不整脈疾患 …… 101
1. WPW症候群—房室管の絶縁の失敗が原因？
2. 心房細動—高齢者に多い疾患にも発生が関係
3. Brugada症候群—第2心臓予定領域病？

D. 発生に関係するその他の心血管疾患 …… 114
1. Kartagener症候群に伴う右胸心
2. 大動脈2尖弁—実は最も多い先天性心疾患
3. 解離性大動脈瘤—好発部位が発生と関係
4. 肺高血圧症—第2心臓予定領域から発生
5. 褐色細胞腫—神経堤疾患

Part III 再生 …… 123

A. 心筋細胞は生後も分裂できる …… 124
1. ヒト心筋細胞が出生後新たに誕生する証拠
2. 3つの異なる心筋再生の戦略

B. 既存心筋細胞の細胞周期への再導入 …… 128
1. 細胞周期への再導入
2. パラクリン因子を用いた戦略

C. 細胞移植治療 ……………………………………………………………… *131*
 1. 骨格筋芽細胞の移植
 2. 多能性幹細胞（ES 細胞・iPS 細胞）を用いた試み
 3. 心臓非局在の幹細胞を用いたアプローチ
 4. 心臓局在の幹細胞を用いたアプローチ
 5. 幹細胞が心機能を改善するメカニズム

D. ダイレクトリプログラミング ……………………………………………… *164*
 1. GMT 因子・GHMT 因子によるダイレクトリプログラミング
 2. マイクロ RNA を用いたダイレクトリプログラミング
 3. *in vivo* におけるダイレクトリプログラミング
 4. 心筋細胞から刺激伝導系細胞へのリプログラミング

E. 心臓再生医療および本書全体のまとめ ……………………………………… *171*

 索　引 …………………………………………………………………………… *174*

●メモ●

メモ 1 ●	サケが海水と淡水の両方に棲めるのはなぜ？	7
メモ 2 ●	古着もつなぎ目からほころびる	8
メモ 3 ●	建て増し型進化発生を遂げた他の臓器：「脳」でもつなぎ目が疾患の原因？	12
メモ 4 ●	心臓の左右は魚類の目の左右を利用？	25
メモ 5 ●	中胚葉から心筋細胞へのコミットメントに関係するNkx2.5	35
メモ 6 ●	房室中隔!?	44
メモ 7 ●	左脚ブロックで僧帽弁逆流が起こりやすい理由	46
メモ 8 ●	後付けの心臓発生は英語の構造に似ている？	48
メモ 9 ●	「第3心臓予定領域」は苦肉の命名	55
メモ 10 ●	房室結節は心房−心室間にはない！	59
メモ 11 ●	左冠動脈主幹部は神様の設計ミス？ 神様が与えた試練？	63
メモ 12 ●	自律神経も病態時に先祖返りする	67
メモ 13 ●	心臓はともかく発生してみる行動派？	72
メモ 14 ●	先天性心疾患はもはや小児科だけの疾患ではない！	79
メモ 15 ●	巻貝やアサガオのらせん状回転にもnodalが関与	88
メモ 16 ●	運動が高齢出産に伴う先天性心疾患を予防	90
メモ 17 ●	3倍の収縮効率を可能にする心室筋の3層構造	96
メモ 18 ●	第1心臓予定領域由来の心房の心耳は無用の長物？	110
メモ 19 ●	右胸心と「北斗の拳」と中年男子の青春時代	115
メモ 20 ●	臓器の大きさを決める「hippoパスウェイ」	128
メモ 21 ●	洞房結節とTbx18	169

用語解説

- コアクチベーター，コレプレッサー ……………………… *37*
- マイクロ RNA ……………………………………………… *57*
- エピゲノム ………………………………………………… *86*
- ユビキチン化 ……………………………………………… *99*
- 触媒サブユニットと調節サブユニット ………………… *102*
- マンハッタンプロット …………………………………… *106*
- J 点 ………………………………………………………… *110*
- セルソーティングとセルソーター ……………………… *139*
- フィコール遠心法 ………………………………………… *148*
- HLA 抗原と MHC ………………………………………… *150*
- クロスマッチテスト ……………………………………… *150*
- ミネソタ心不全 QOL 質問票（MLHFQ）……………… *151*
- カナダ心血管学会狭心症症状分類 ……………………… *153*

注 意

本書に記載した情報に関しては，正確を期し，一般臨床で広く受け入れられている方法を記載するよう注意を払った。しかしながら，著者ならびに出版社は，本書の情報を用いた結果生じたいかなる不都合に対しても責任を負うものではない。本書の内容の特定な状況への適用に関しての責任は，医師各自のうちにある。

著者ならびに出版社は，本書に記載した薬物の選択，用量については，出版時の最新の推奨，および臨床状況に基づいていることを確認するよう努力を払っている。しかし，医学は日進月歩で進んでおり，政府の規制は変わり，薬物療法や薬物反応に関する情報は常に変化している。読者は，薬物の使用にあたっては個々の薬物の添付文書を参照し，適応，用量，付加された注意・警告に関する変化を常に確認することを怠ってはならない。これは，推奨された薬物が新しいものであったり，汎用されるものではない場合に，特に重要である。

Part 0

本書を読み始める前に

1 発生が難しい3つの理由

「序文」で筆者はもともと発生が苦手であり，その理由は自分に立体的な把握力がなかったせいだと書いたが，どうもそれだけでもないようだ．発生がわかりにくい理由は，発生学自体がもつ次の3つの特徴にも起因するように思う．
①様々な角度の立体像が出てくる．
②「胎生○日」という時間的表現が捉えにくい．
③多くの分子名が出てくる．

①様々な角度の立体像

いろいろな角度から見た図が登場するために難しいと感じるのではないだろうか？ 少なくとも，立体的理解の苦手な筆者にはこれが鬼門だ．そこで，図中あるいは図の説明にどの角度から見たものなのかをできるだけ記載するようにしたので，読者も1つ1つ確認しながら読み進めていってほしい．

②時間的表現

発生では，しばしばマウスやラットの胎生時期で説明されており，これがヒトの胎生のいつにあたるのかがわかりにくい．そこで，表1にマウス・ラット・ヒトの胎生時期の比較を示すので参考にしていただきたい．本文では，ヒトでの胎生時期がわかっている場合は種をつけず「胎生○日」と記載し，マウス・ラットなどでしかわかっていない場合は，「マウス胎生□日」，「ラット胎生△日」とことわって記載することとする．また，各図にはそれがヒト胎生何日に相当するのかできるだけ記載するようにした．

③多くの分子名

発生では，細胞の目印となる転写因子名（これを「マーカー」と呼ぶ），これら

表1 マウス・ラット・ヒトの胎生期間（日）の比較

マウス	1	2	3	4	5	6	7	8	9.0	9.5	10.0	10.5
ラット	1	3.5	4〜5	5	6	7.5	8.5	9	10.5	11	11.5	12.0
ヒト	1	2〜3	4〜5	5〜6	7〜12	13〜15	15〜17	17〜19	20	22	24	28
マウス	11.0	11.5	12.0	12.5	13.0	13.5	14.0	14.5	15.0	15.5	16.0	
ラット	12.5	13.0	13.5	14.0	14.5	15.0	15.5	16.0	16.5	17.0	17.5	
ヒト	30	33	36	40	42	44	48	52	54	55	58	

の転写因子の発現を誘導するサイトカイン・増殖因子などが数多く登場する．このことが発生の理解を難しくしているので，できることならマーカーには触れずに進めたいところだ．しかし，ここで少し発想を転換してみよう．このマーカーを理解することができれば，発生の理解が格段に進むことになるのではないだろうか？ そこで，本書では最低限押さえておきたいマーカーだけは取り上げることにする．

2　本書の構成

本書は，3つのPartから構成されている．

Part Ⅰでは心臓の発生を説明している．まず，哺乳類の心臓がどのような特徴をもつのかを知るために，比較発生から始めたい．発生だけでもハードルが高いのに，比較発生から始めると「自分はヒトの心臓の発生を知りたいだけなのになぜ比較発生？」といきなり拒絶反応を示されるかもしれない．筆者も少し前までまったく同じ感覚をもっていた．ところが，比較発生を一度見聞きしてみると，実に奥が深い．「なぜこんなに面白いことを今まで避けていたんだろう？」と後悔するほどだ．ここは騙されたと思って比較発生にお付き合いいただきたい．続いて発生の総論を解説するので，ここで心臓発生の概要をつかんでいただきたい．そのあとに，臨床に関係しそうな項目・興味深い項目に限って各論として詳細に説明している．Part Ⅰの最後に，発生のわかりにくさの理由②と③を表3（心臓発生の時系列）・表4（主要なマーカー）としてまとめたので，参考にしていただきたい．心臓は胎生初期の様々な領域から発生する．その主なものは第1心臓予定領域と第2心臓予定領域であり，特殊構造として第3心臓予定領域・神経堤細胞・心外膜前駆組織に由来するものなどがある．成体心のどの部分がこれらの様々な心臓予定領域に由来するかもPart Ⅰの最後に表5としてまとめたので，理解の足しにしていただきたい．

Part Ⅱでは，発生に関係する心血管疾患を取り上げている．もちろん先天性心疾患が発生と関係することは疑いのないところだが，最近は大人になってから発症する疾患でも発生との関係が示唆されるものが現れてきている．そこでPart Ⅱでは，まず主要な先天性心疾患，続いて発生に関係するものとして，左室心筋緻密化障害などの心筋疾患，WPW症候群やBrugada症候群などの不整脈疾患，最後に右胸心（Kartagener症候群）や解離性大動脈瘤などその他の心血管疾患を取り上げる．

Part Ⅲでは，心筋再生に関して説明する．心筋再生では，主に下記の3つのアプローチが取られている．
・細胞周期に介入する方法

・細胞（幹細胞・前駆細胞など）を移植する方法
・ダイレクトリプログラミングを利用する方法

　これらに関して，特に臨床試験が行われているものを中心に取り上げるが，まだ臨床試験が行われていないが将来有望と思えるもの，概念的に興味深いものなどは，動物実験のデータを中心に解説する。最後に表18に心臓再生治療に関する主な臨床試験をまとめたので，参考にしてほしい。また，2番目の胚性幹細胞（ES細胞）や人工幹細胞（iPS細胞）から心筋細胞に分化する過程では発生の知識が生かされるので，Part Iで学んだことを踏まえて読み進めていただければと思う。

　以下ところどころで，本書を理解するうえで重要な基礎医学の用語を「用語解説」で簡単に説明している。用語が難しいと感じられたときにお目通しいただきたい。また，各項目に関係した興味深い身近な話題を「メモ」として取り上げた。身近な出来事として捉えることができると，難しい事柄もなかなか忘れないものだ。また，「メモ」ではできるだけ肩の凝らない話題を取り上げているので，疲れた頭を休める閑話としても利用してほしい。

Part I
発　　生

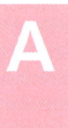 比較発生：陸上生活に伴う心臓の進化

　最初に，ヒトを含む哺乳類と他の動物の心臓の発生の比較から始めてみたい。
　比較発生が面白いのは，進化 evolution に伴う発生 development の様子が見えてくることにある。これを進化発生 evo-devo と呼ぶ（なぜ evo-deve と呼ばないのか不思議だ）。人間社会では，良かれと思ってしたことが後に裏目に出ることがしばしばある。結果的に地方の医師不足を招いてしまった臨床研修必修化などは身近な例かもしれない。進化発生でも，そのときの環境変化に対応するのには適していたにもかかわらず，長い年月の後にはかえって疾患の原因となってしまったものが少なくない。このようにして発症した疾患を，進化発生の「トレードオフ」として生じた疾患と呼ぶ [➡拙著「そうだったのか！ 臨床に役立つ心血管ゲノム医学」参照]。心疾患でも，進化発生のトレードオフとして生じた疾患が少なくない。心疾患を別の角度から捉えるという意味でも，進化発生を齧っておくことは無駄にはならないはずだ。ここでは，進化発生のなかでも特にダイナミックな変化がみられる，生物が陸に上がる（「陸上化」と呼ぶ）前後に限定して見てみよう。

1　生物の陸上化に伴う進化発生

　生物が陸上で生活するという一大進化を遂げたとき，これに適応するために様々な臓器の形態・機能が変化した。最もわかりやすいのが，鰓呼吸から肺呼吸に変化するのに伴って鰓がなくなり肺ができたことだろう。これ以外にも様々な臓器で進化発生が起きている。なかでも興味深いのが，腎臓と心臓の進化発生の違いだ。

1）腎臓の進化発生

　魚の血圧は 10 mmHg 以下で，特に海に棲む魚の腎臓は塩分を排出するのが一大仕事だ。そうしないと浸透圧で水をどんどん取り込み，体が膨張してしまう。ところが，陸上化すると血圧が高くなり，特に立位になると頭部への十分な血流を保たなければ立ちくらみを起こしてしまう。そこで，今度は塩分を保持することが腎臓の一大仕事に変わった。

このように，海水魚の腎臓は塩分を排出し，哺乳類の腎臓は塩分を維持する，というように同じ腎臓でも機能が180°変わってしまった．陸上化に伴って，腎臓はどのような進化発生を遂げたのだろう？

円口類では前腎が成体となっても永久腎として機能する．円口類は最も原始的な魚類で，ヤツメウナギなどが属する．魚類・両生類になると，幼体のときは前腎があるが，成体になると中腎ができてこれが永久腎となり，前腎は自然消滅する．さらに進化して爬虫類・哺乳類になると，前腎・中腎とも退化して後腎が永久腎となる．このように腎臓は進化に伴って，以前の腎臓をバッサリ切り捨て，いわば「建て替え scrap-and-build 型」の進化発生様式をとる（図1左）．

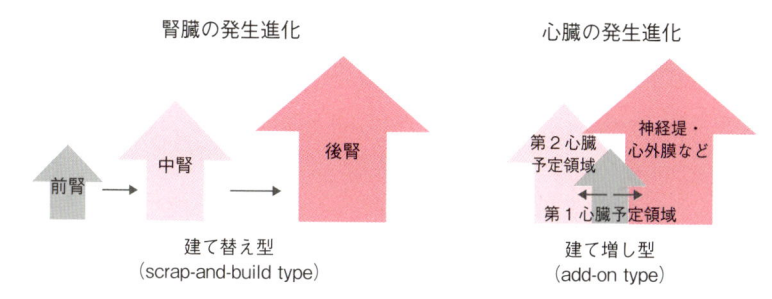

図1　腎臓と心臓の発生進化

メモ1● サケが海水と淡水の両方に棲めるのはなぜ？

　筆者は魚を飼ったことはないが，魚の飼育をしている人にとっては，海水魚と淡水魚を一緒に飼えないことは常識となっているようだ．これは，海水魚は塩類を排出するようにできているのに対して，淡水魚は周りの塩分が少ないので塩分を排出したらダメで，塩分を保持する方向に腎臓が働く．このように海水魚と淡水魚は環境応答が違うので，一緒の環境で飼うことができないのだ．

　それでは，海水と淡水の境界に棲む魚類などはどうなっているのだろう？また，サケのように海水と淡水を行き来する魚類はどうなっているのだろう？

　腎臓の機能はそう簡単には変えることはできない．実は塩類の調節は腎臓だけで行っているのではなく，鰓にある「塩類細胞（最近ではイオン細胞とも呼ばれる）」が担っており，塩類細胞のほうが塩分の調節では主体となっている．サケなどは海水-淡水と棲む場所を変えるとき，塩類細胞の性質を比較的短時間（3時間以内）に変化させることができる．これによって，海水適応・淡水適応が行われている．

2) 心臓の進化発生

　後で説明するが，心臓は，魚類では1心房・1心室，両生類で2心房・1心室，哺乳類では2心房・2心室でできている［→図3・4参照］。この進化の過程で，魚類でみられた第1心臓予定領域 *primary heart field*（PHF）と呼ばれる領域［→p.25 参照］に由来する心臓は哺乳類でも心房・心室の一部として残り，これに肺循環を確立するために発達した第2心臓予定領域 *secondary heart field*（SHF）と呼ばれる領域から心房の大部分と右心室の流出路ができて付け足される。このように心臓は，元の心臓を残したまま必要な機能を付け足していく，いわば「建て増し *add-on* 型」の進化発生様式をとる（図1右）。もし心臓が腎臓のように建て替え型進化発生様式をとるとどうなるか，想像してみよう。その場合は新旧が入れ替わるとき，今日までは古い心臓，明日からは新しい心臓というわけにいかないので，一時的に古い心臓と新しい心臓の2つが共存する，あるいは一時的にまったく心臓がないという状況になる。そうなっては困るので，心臓は建て増し型進化発生をとるしかなかったのだろう。

　建築物でも，建て増したものは古き良きものが維持される利点がある反面，元の家と建て増した家のつなぎ目で雨漏りが起こったりする。つまり，つなぎ目がうまくできたときはよいが，うまくいかないといろいろ問題が起こってくるのだ。心臓疾患も，第1心臓予定領域と第2心臓予定領域のつなぎ目に生じることが多

メモ2 ◉ 古着もつなぎ目からほころびる

　ある週末に本書を書き進めていたとき，ふと着ているものを見ると，かなり古いけれども気に入っていて捨てられないトレーナーだった。妻からは「もう捨てたほうがいいんじゃない」としばしば言われるが，気に入っているためなかなか手放せない。よく見るとそこかしこに穴が空いているが，それがいずれもつなぎ目にある（図2左）。さらに足元を見ると靴下にもポッカリ穴が空いていたが，これもつなぎ目だった（図2右）。建て増した家のように，古着もやっぱりつなぎ目がウィークポイントなんだと，妙に合点がいった瞬間だった。

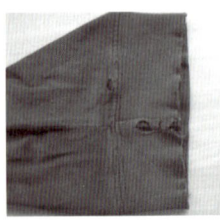 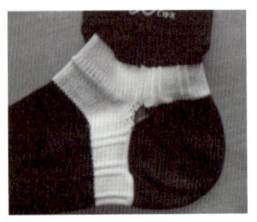

図2　古着もつなぎ目から破れる

い。このことは，心臓発生と心疾患の関係を理解するうえでもキーポイントとなる。

> ●ポイント●
> 進化発生様式の違い
> ● 腎臓の進化……建て替え型
> ● 心臓の進化……建て増し型

2 生物が水中から陸に上がるときに起きた心血管系の変化

腎臓と心臓の発生進化に大きな違いがあることがわかったところで，今度は心臓が陸上化によってどのような発生進化を遂げたのか，比較発生から見ていくことにしよう。

生物が水中から陸に上がる前後の進化系統樹は，

　　魚類→両生類→爬虫類→哺乳類

の順番となっている。水中で生活する生物は鰓呼吸，陸上で生活する生物は肺呼吸をする。肺呼吸は肺の出現によって行われるようになるが，肺だけでは効率的な肺呼吸はできない。ヒトの呼吸器系を考えてみるとすぐわかるように，効率的な肺呼吸には肺に加えて横隔膜と肋骨が必要となる。

魚類には肺がなく鰓呼吸をする。肺魚（シーラカンス）から肺の原基が現れるが，まだ肺呼吸はできない。両生類は幼体のとき（オタマジャクシなど）は鰓呼吸をするが，成体になると肺呼吸ができるようになる。ただし両生類は，肺をもつが横隔膜も肋骨ももたないので，肺呼吸は喉の筋肉だけを使って行われ，極めて非効率的である。このため皮膚呼吸を併用している。爬虫類は，横隔膜はもたないが肋骨をもつようになり，喉だけでなく胴全体を使って肺呼吸できるようになり，肺呼吸が少し効率的になる。それでも，横隔膜がないのでまだ皮膚呼吸を併用している。哺乳類になると，横隔膜と肋骨の両方が備わってさらに効率的な肺呼吸ができるようになる。

●ポイント●
呼吸システムの進化に伴う変化

	肺呼吸に必要な構造	呼吸様式
魚類	肺（−），肋骨（−），横隔膜（−）	鰓呼吸
両生類	肺（＋），肋骨（−），横隔膜（−）	幼体：鰓呼吸
		成体：肺呼吸・皮膚呼吸
爬虫類	肺（＋），肋骨（＋），横隔膜（−）	肺呼吸・皮膚呼吸
哺乳類	肺（＋），肋骨（＋），横隔膜（＋）	肺呼吸

　このような陸上生活に適応する進化の過程で，心臓はどのように変化したのだろう？　図3に魚類と哺乳類の心血管系の模式図を示すので，両者の違いを探してみてほしい。個人的には，メジャーな違いとして下記の4つを挙げたい。
・鰓か，肺か
・魚類は左右対称，哺乳類は左右非対称（大動脈弓が左側だけ）
・心房と心室が魚類では1つずつ，哺乳類では2つずつ
・心房と心室の上下関係が逆

　このように魚類と哺乳類の心血管系には大きな違いがある。これが一気に変化を遂げたとは考えにくく，徐々に変化したはずだ。そこで，進化の順番で魚類と哺乳類の中間にあたる両生類と爬虫類の心血管系がどうなっているのかを見てみよう。
　両生類では心房と心室の上下はすでに哺乳類と同じになっているものの，心房

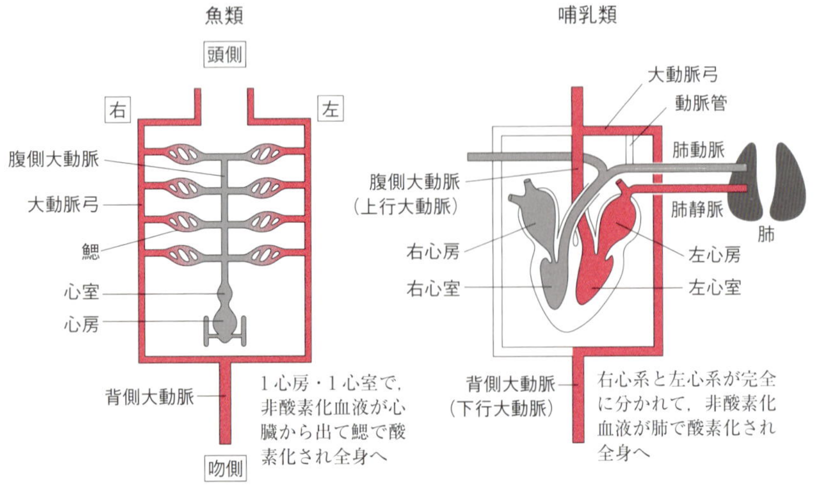

図3　魚類と哺乳類の心血管系の模式図

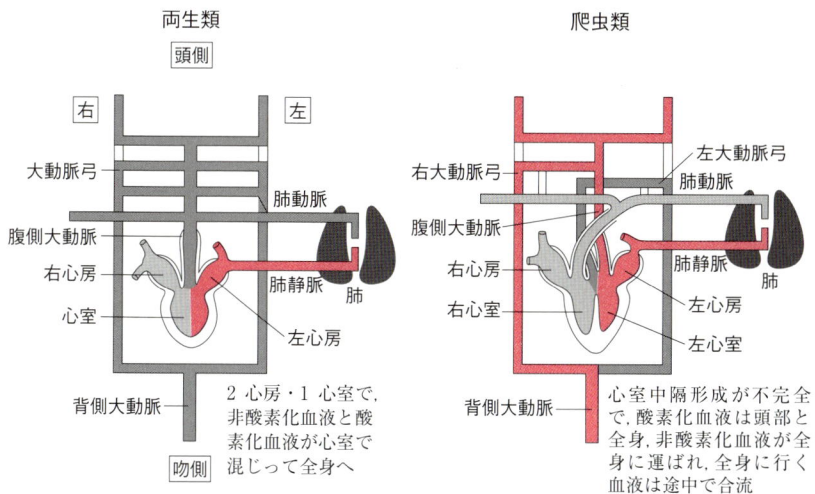

図4　両生類と爬虫類の心血管系の模式図

は2つあるが心室は1つしかなく，動脈血と静脈血の混合血が全身に輸送される（図4左）。爬虫類では，心室に中隔ができ始めるが左右心室の分離は不完全で，大動脈弓は左右に1つずつあり，動脈血が頭部へ，動脈血と静脈血の混合血が全身に輸送される（図4右）。心房と心室の上下の逆転および心房の分離（＝心房中隔の形成）は，魚類から両生類への進化の間に起きたと考えられ，心室の分離（＝心室中隔の形成）は両生類から爬虫類の間に起きたと考えられる。さらに，右大動脈弓の消失は爬虫類から哺乳類の間に起きたと考えることができる。

　このようにもともと魚類では酸素化された血液が全身に送られていたが，一次的に酸素化血液と非酸素化血液が混合した血液が全身に送られるという苦難の時代を経て，非酸素化血液は肺へ，酸素化血液は全身に送られる哺乳類の循環系が出来上がったのだ。

●ポイント●
心臓の進化に伴う変化

	上下逆転	心房の左右分離	心室の左右分離	右大動脈弓の消失
魚類	（−）	（−）	（−）	（−）
両生類	（＋）	（＋）	（−）	（−）
爬虫類	（＋）	（＋）	（＋）	（−）
哺乳類	（＋）	（＋）	（＋）	（＋）

心臓は何億年もの進化の過程を経て現在の哺乳類の最終形にたどり着いている。中学校で「個体の発生のプロセスでは，生命の進化のプロセスが繰り返される」と教わったように，1個体の心臓の発生でも，何億年もかかって達成された進化発生が数カ月の短い間に凝集して起きる。そこで，哺乳類の心臓の発生を知るうえで，その特徴に関連する下記の3つの発生イベントに注目して学んでいただくと興味がもてるのではないだろうか？
・心房と心室の反転はどのようにして行われるのか？
・心臓の左右はどのようにしてできるのか？
・心臓と肺はどのようにして結び付けられるのか？

メモ3 ● 建て増し型進化発生を遂げた他の臓器：「脳」でもつなぎ目が疾患の原因？

筆者は，建て増し型の進化発生を遂げた器官のもう1つの代表は脳ではないかと考えている。昆虫などから脳幹・大脳基底核（旧皮質と呼ばれることもある）が存在し，魚類を含む脊椎動物になると大脳辺縁系（古皮質と呼ばれることもある）が現れ，爬虫類になると大脳皮質（新皮質と呼ばれることもある）が現れる。さらに，哺乳類になると大脳皮質の表層が拡張し最終的に6層構造ができる。このように，脳も建て増し型の進化発生を遂げた器官といえるかもしれない。

筆者は脳科学の専門家ではないので詳細は不明であるが，自閉症・統合失調症などでも新しく進化を経てできた新皮質と旧皮質をつなぐセロトニン神経の異常が原因とする考えが提唱されているようだ。建て増し型進化発生を示す脳も，進化発生のトレードオフとして様々な疾患が発生し，これらのつなぎ目（連絡）が疾患の原因となることがあるようだ。

ヒトは環境変化への適応の賜物であることを考えると，建て増し型の進化発生を遂げた器官がヒトが高次機能を獲得できた根本的な理由と考えることができる。この建て増し型進化発生器官の新旧のつなぎ目の異常が，様々な現代病の原因なのかもしれない。

心臓発生：総論

　それでは，まず建て増し型の進化発生様式で出来上がったヒトの心臓の発生の概要から見てみよう。概要といえども，漫然と読み進めていくと訳がわからなくなることは必至だ。そこで，心臓の主要骨格の発生・分化の4つの段階と特殊構造の発生に分けて考えてみることにしたい。

1　第1段階：心臓領域の形成—心臓は中胚葉からできる

　発生の理解が難しいことの1つが，図がどの角度から見ているのかがわかりにくいことだった。図5では，将来背側となる側を上にして，ある部分で切断し，その断面を見ている。

　生物は3つの胚葉，外胚葉・中胚葉・内胚葉からできているが，それができる前の胚盤は，最初は上葉 *epiblast* と下葉 *hypoblast* の2層からなる（図5左）。その後，上葉の細胞が原始線条を介して内側にもぐり込むように移動して中胚葉となり，上葉は外胚葉，下葉は内胚葉となる（図5右）。外胚葉からは皮膚や神経などができ，内胚葉からは消化管ができる。皮膚と消化管の間にある臓器，すなわち骨・軟骨・筋肉・脂肪・血管などは中胚葉からできる。心臓も皮膚と消化管の間に位置するので，中胚葉からできる。

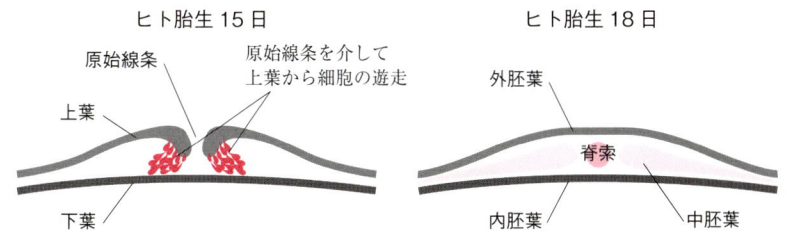

図5　上葉・下葉から外胚葉・中胚葉・内胚葉へ。ヒト胎生15～18日。断面図（胚葉部以外は省略）。

● ポイント ●
胚葉と器官発生
上葉 → 外胚葉→皮膚,神経など
　　　↘ 中胚葉→骨,軟骨,骨格筋,心筋,血管,脂肪など
下葉 → 内胚葉→消化管など

　中胚葉の中でも心臓となる部分は,中胚葉の両側・やや頭側にある「中胚葉側板」と呼ばれるところにある。ここを「心臓領域 cardiac field」と呼ぶ。マウスでは胎生6.5日,ヒトでは胎生15日頃に心臓領域ができる。図6左は胚を将来背側となる方向から見た図である。心臓領域が少し頭側の左右に形成されることがわかるだろう。図6右は心臓領域のある部分での胚の横断面である。中胚葉は体腔と呼ばれる空間により2つに分かれており,背側(外胚葉側)の領域を壁側中胚葉 somatic mesoderm,腹側(内胚葉側)の領域を臓側中胚葉 splanchnic mesoderm と呼ぶ。心臓ができるのは腹側の臓側中胚葉のほうである。

　発生の理解が難しい3番目の理由は,多くのマーカーが登場することだった。ここで最初のマーカーを紹介しよう。中胚葉の中で「Mef2c」と呼ばれる転写因子(マーカーの多くが転写因子である)が発現したところが心臓領域である。

　中胚葉広しといえども,同部位だけが将来心臓となる(＝心臓予定領域)のはなぜだろう？　中胚葉は様々な組織に分化するのだが,その分化シグナルは内胚葉,外胚葉,および脊索からもたらされる。心臓領域になるためには(このように運命づけられることを「コミットメント commitment」という)内胚葉からの刺

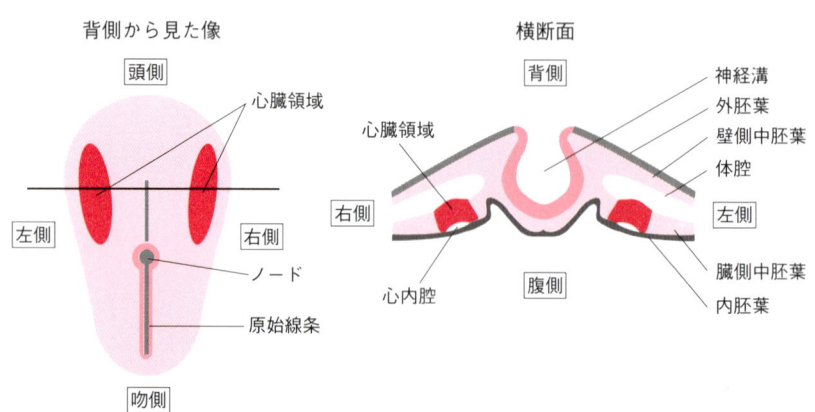

図6　心臓領域。ヒト胎生17〜19日。左:胚を背側から見た図,右:左図の黒線における断面図。

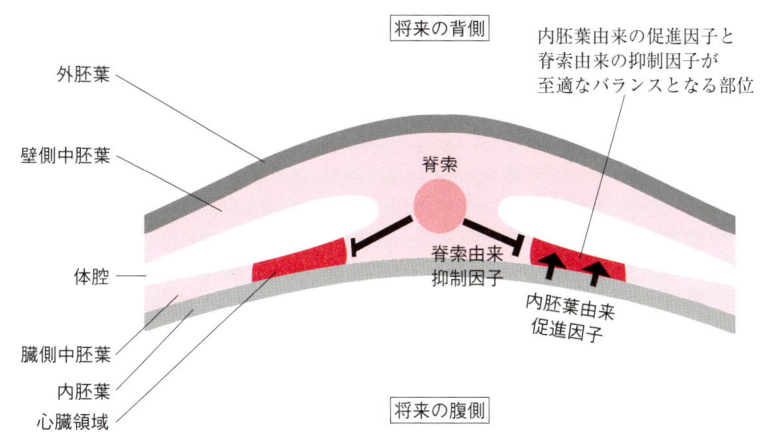

図7 心臓領域のコミットメントを誘導する因子。ヒト胎生17〜19日。胚の横断面。

激が重要となるので、中胚葉のうち臓側中胚葉に心臓領域ができる。また、脊索からの抑制性の分化シグナルも少し関与するので、ちょうどこの両者の濃度が至適となるところが臓側中胚葉のやや内側だったのだろう（図7）。

2　第2段階：原始心筒の形成

「平面の紙から円筒を作ってください」と言われたらどうするだろうか？ 多くの人が平面の紙を折り曲げて左右を合体させることだろう。心臓発生の第2段階でも同様のことが起きている。胚盤の左右が折れ曲がるように丸まり、腹側で左右が合体する。これによって、胚盤の外側は外胚葉で覆われて皮膚となり、内側に内胚葉で覆われた空洞の円筒ができて消化管となる。胚盤は頭側と吻側が開いており、ここが口と肛門となる。この胚盤の変形に伴って左右の心臓領域も腹側で合体し、円筒状の構造物となる（図8）。これを「原始心筒 heart tube」と呼ぶ。

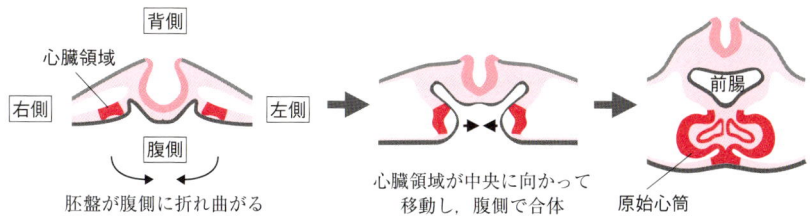

図8　心臓領域の腹側での合体→原始心筒の形成。左：ヒト胎生17日、中：19日、右：21日。胚の断面図。

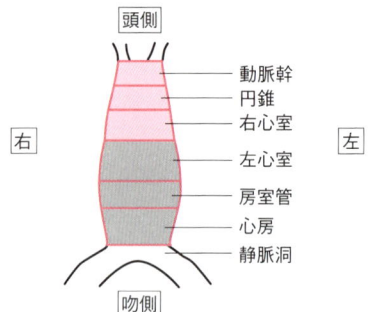

図9 原始心筒。ヒト胎生22日。腹側から見た図。

　原始心筒は，吻側は静脈から血液が戻ってくる側で，「流入側 inflow」と呼ばれ，静脈洞 sinus venosus につながる。頭側は動脈に血液を送り出す側で，「流出側 outflow」と呼ばれ，大動脈嚢につながる。これは，魚類では心臓から出た血液が最初に送られる鰓が頭側に位置することを思い出すとわかりやすいだろう（図3左）。心臓から出た血液はまず頭側に位置する鰓に送られて，そこで酸素化されてから全身に送られる。したがって，頭側が流出側，反対の吻側が流入側となるのだ。

　原始心筒は流入側から，心房→房室管 AV canal →左心室→右心室→円錐 conus →動脈幹 truncus の順番となっている（図9）。すなわち，哺乳類の心臓でも原始心筒の段階では魚類などと同じように心房が下側，心室が上側にあり，まだ心房・心室の上下逆転は起きていない。すなわち，ここまでは進化発生のうちの魚類の心臓発生が起きる段階であり，次のルーピングから哺乳類の心臓としての特徴に向けた発生が始まる。

3　第3段階：ルーピング

　この第3段階は，心房・心室の上下逆転と心臓の左右形成が起こる最もダイナミックなステップである。

　まず，原始心筒が右側にC字状に折れ曲がり（図10中），続いて流入路が流出路と同じレベルの高さとなる（ルーピング looping）（図10右）。これにより，心臓ループの下行側（図10右灰色）には心房→房室管→左心室，上行側（図10右赤）には右心室→円錐→動脈幹が存在することになる。また，心房が心室の上（円錐と同じレベル）に位置するようになって，心房・心室の上下逆転が起こる。

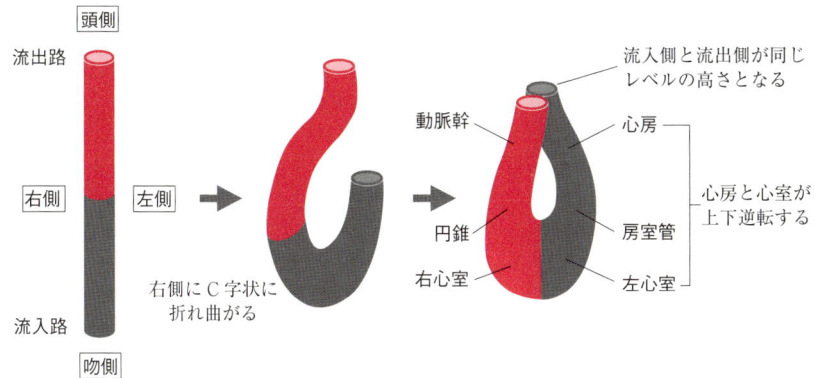

図10 原始心筒のルーピング。左:ヒト胎生21日,中:23日,右:24日。腹側から見た図。

4 第4段階:心筒内部の発生

第3段階のルーピングで,心房と心室の上下の反転,心臓の左右の形成など,生物の陸上化に伴って起こる重要な外見上の変化が起こる。ところが,中身はどうかというと,心房と心室もまだ区別できないし,左心室と右心室も同じであり,ましてや心房間・心室間の隔壁(=中隔),心房-心室間や心室-動脈間にある弁などはまったくできていない。そこで,発生の終盤ではこれらの中身を充実させる工程が進む。建物がまず外枠をおおよそ完成させてから内装工事に入るのと同じである。この内装工事では,「心腔形成」「中隔形成」「弁形成」の3つが特に重要となる。

1)心腔形成

心エコーで四腔像 *four chamber view* というように,心臓は4つの心腔 *chamber* からできており,心房と心室では性質が異なるし,左心室と右心室でも性質が異なる。このような性質を獲得することを心腔形成(四腔の特異化)*chamber specification* と呼ぶ。まず,左心室と右心室の発生から見ていこう。

■ 左心室と右心室の形成

原始心筒がルーピングしたとき,U字の底で将来右心室となる部分は右側,左心室となる部分は左側の位置をとり,外見からは心室の左右が分かれたかのように思える(図11中)。ところが内側はまったく別で,両者は完全につながった1つの構造をしており,とても右心室と左心室が分かれているとは言い難い。

心室の左右ができ始めるきっかけは,「バルーニング *ballooning*」と呼ばれる心

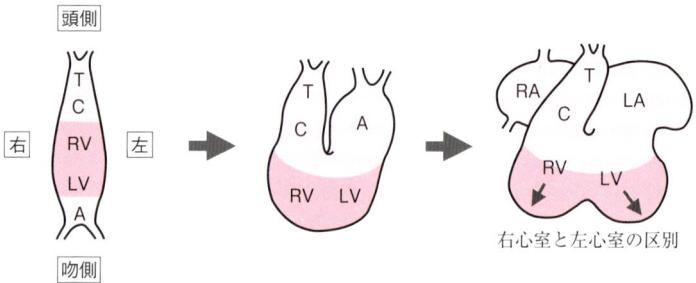

図11　心室バルーニング。各ステージの心臓。左：ヒト胎生21日，中：24日，右：26日。腹側から見た図。A：心房，C：円錐，T：動脈幹，V：心室。

室の拡張現象である．心臓ループの進行とともに，U字の底の部分が風船が膨らむように外側に膨らんでくる（図11右）．これと時期を同じくして心室中隔も形成され始め，心室の左右が分かれる．

■ 左心房と右心房の形成

　心室とは異なり，心房は原始心筒の段階でも，原始心筒がルーピングしても，左心房と右心房は分かれておらず，「原始心房」とだけ呼ばれる．心房は，最初は円錐・動脈幹の左後方に位置しているが（図12左），円錐・動脈幹の背側を通って右側に拡張する．これによって右心房ができ，左心房と区別されるようになる（図12右）．

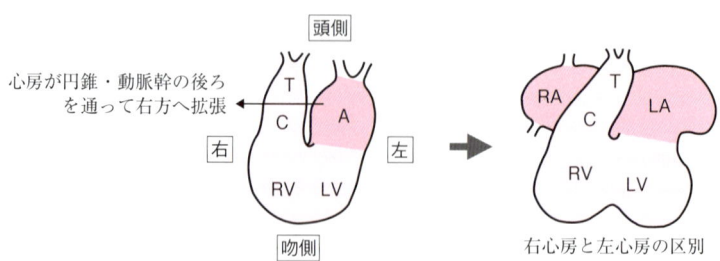

図12　心房の右方への拡張：左心房と右心房の区別．左：ヒト胎生24〜25日，右：26〜27日．腹側から見た図．A：心房，C：円錐，T：動脈幹，V：心室．

2）中隔形成と弁形成

　心腔形成によって左心房・右心房，左心室・右心室の区別がつくようになっても，心房中隔・心室中隔，および房室管の弁（僧帽弁・三尖弁）はまだできてい

ない。これには心腔内にできる2つの隆起,「心内膜隆起」と「円錐動脈幹隆起」が重要となる。心内膜隆起は発生とともに膨張がどんどん進み，心内膜床となって中央で融合する。

　心室中隔は，バルーニングが起こるとき，受動的にできた左心室-右心室間の溝が心内膜床に向かって伸長し，心内膜床の組織と融合することによって形成される。心房中隔は，原始心房が右方に拡張し，動脈幹の後ろで左心房-右心房間に受動的にできる溝が心内膜床に向かって伸長し，心内膜床の組織と融合することによって形成される。

　弁形成にも2つの隆起が重要であり，房室弁（僧帽弁・三尖弁）は心内膜隆起（心内膜床）から，半月弁（大動脈弁・肺動脈弁）は円錐動脈幹隆起から形成される。

●ポイント●
弁の形成
● 房室弁（僧帽弁・三尖弁）…………心内膜隆起
● 半月弁（大動脈弁・肺動脈弁）……円錐動脈幹隆起

5　心臓の特殊構造の発生

　以上が心臓発生の主要な4段階であるが，これに加えて刺激伝導系・冠動脈・心臓の神経（主に自律神経）などの特殊構造が形成される。建物でも，最後に電気系統・水回りの工事をする，というイメージだ。これらの特殊構造は一部を除いて，先の心臓予定領域とは異なる場所から発生する。

1）刺激伝導系の発生

　刺激伝導系の発生には2つの考え方が提唱されている（図13）。1つは，固有心筋とはまったく異なる発生をとるという考えであり，心臓予定領域とは異なる場所に由来するとする「前特異化モデル prespecification model」である。もう1つは，固有心筋と同じ領域から発生するが，何らかのシグナルにより固有心筋と刺激伝導系に分化するとする「リクルートモデル recruit model」である。

　刺激伝導系は，上位の刺激伝導系（洞房結節と房室結節で，「結節」と総称される）と下位の刺激伝導系（His束・脚・Purkinje線維で，「His-Purkinje系」と総称される）から構成される。この両者は発生様式が異なるようだ。結節は固有心筋とは異なる領域から発生する，上記の説のうち1つ目の前特異化モデルが当てはまると考えられている。一方，His-Purkinje系は心筋細胞と由来は同じで，冠動脈内皮細胞あるいは心内皮細胞からのシグナルによって刺激伝導系細胞に転換される，すなわち2つ目のリクルートモデルが当てはまると考えられている。

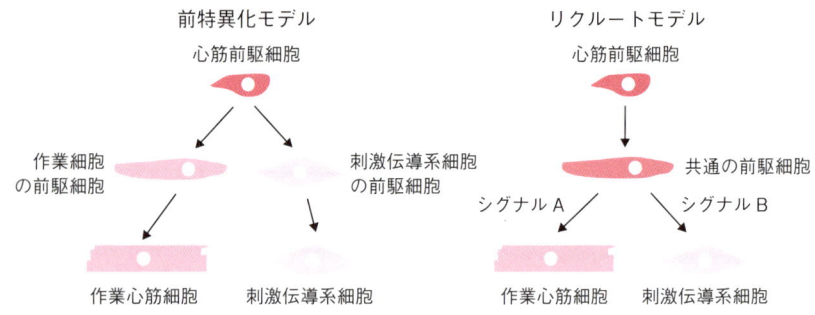

図13 刺激伝導系発生の前特異化モデルとリクルートモデル

●ポイント●

刺激伝導系の発生
- 洞房結節・房室結節…固有心筋とは異なる領域から発生（前特異化モデル）
- His-Purkinje系 ……固有心筋から転換（リクルートモデル）

2) 冠動脈の発生

　冠動脈の系統進化は，心室壁の厚さと関係がある。横隔膜・肋骨などが発達し，皮膚呼吸の割合が減って肺呼吸の割合が増えてくると，心臓を介する血液循環の量が増え，心室壁が厚くなる。両生類や爬虫類ではまだ心室壁は薄く，心室は内腔からの拡散で血液が供給されている。ところが，哺乳類になると心室壁が厚くなり，内腔からの拡散では血液を十分に供給することができなくなる。このため冠動脈が発達する。

　冠動脈は，内腔からの拡散では血液の供給が足りなくなる心外膜側で，低酸素をシグナルとして発生する。その起源は，「心外膜前駆組織 *proepicardium*」と呼ばれる場所から派生する心外膜上皮細胞である。

3) 心臓の神経（主に自律神経）の発生

　心臓形成に関わるもう1つの場所として，神経管の周囲にある「神経堤 *neural crest*」がある。同部位の細胞，すなわち神経堤細胞は，
①自己再生能をもつ
②多能性をもつ
③遊走能をもち全身の様々な臓器に分布する
の3つを特徴とする。この神経堤細胞が心臓に遊走し，心臓の神経を形成する。

> ●ポイント●
> 心臓の特殊構造の発生
> ● 洞房結節・房室結節……第3心臓予定領域由来
> ● 冠動脈………………心外膜前駆組織由来
> ● 心臓神経………………神経堤由来

＊　　　　＊　　　　＊

　本章では総論として述べてきたが，次章の各論ではそれぞれの構造物の発生・形成をより詳しく解説する．なお，発生・解剖の教科書では右心房・左心房・右心室・左心室と記載されるが，本書ではこれ以降，臨床家が読むことを前提に，それぞれ右房・左房・右室・左室と記載する．

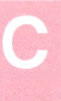 # 心臓発生：各論

　心臓発生の概略はわかっただろうか？　ここからは，これらのなかで臨床と関係が深い事象，概念が興味深い事象を少し詳しく見ていくことにしよう。

1　心臓の左右の起源

　魚類と哺乳類の心臓の比較で重要な違いの1つは，哺乳類の心臓に左右があることだ（図3）。そこで，まず心臓の左右がどのようにしてできるのか見てみよう。

　ヒトは外から見ると，目・耳・手・足は左右に1つずつ2つあり，1つしかない鼻・口は正中に存在し，左右対称に見える。ところが内臓はというと，1つしかない臓器の肝臓は左側，脾臓は右側にあるなど左右非対称となっている。この内臓の左右非対称が最初に現れるのが心ループである。このため，心ループ形式の分子機構は古くから発生学者・解剖学者の間で最もホットな研究領域の1つとなっている。

1）右から左への羊水の流れ：ノード流

　心臓の左右差を決める鍵は，胚の将来背側になる側に存在するノード（原始結節とも呼ばれる）にある。「三つ子の魂百まで」ではないが，生涯維持される心臓の左右を決めるシグナルは発生のごく初期にあるのだ。

　ノードは，原始線条の頭側端に位置し，上皮細胞が敷石状に配置されており，1つの細胞に1本の線毛が存在する。ノード中央付近の線毛はプロペラのように回転運動をするので「運動線毛」と呼ばれる（ドラえもんのタケコプターをイメージすればよい）。一方，ノードの内側周囲にある細胞の線毛は回転運動をせず，シグナルの感知を行うので「感覚線毛（不動線毛）」と呼ばれる（図14）。

　運動線毛がプロペラのように回転することにより，「ノード流」と呼ばれる羊水の右から左への流れができる。図15を見ていただきたい。線毛が回転するだけでは，前側では右から左，後ろ側では左から右に羊水が流れてしまい，全体としての右から左への羊水の流れ（ノード流）は起こらないはずだ。学生のセンス・論理的思考力が問えるので，毎年授業で学生に「どうやったら右から左へのノード流を起こせるか？」という質問をしている。読者も頭の体操だと思ってちょっ

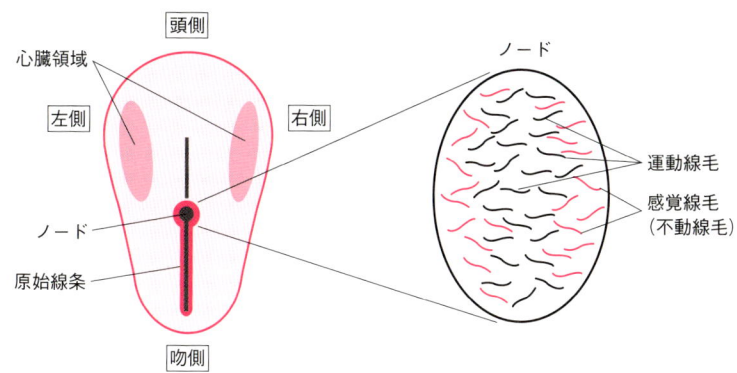

図14 ノードと線毛。右図の線毛は1細胞に1本存在する（細胞は省略し，線毛のみ図示する）。ヒト胎齢15〜16日。将来背側となるほうから見た図。

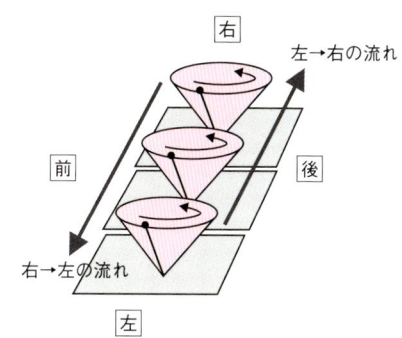

図15 線毛の回転とノード流：その1

と考えてみてほしい。

図16のように線毛が後ろ側に少し傾いて反時計方向に回転すると，上側では右から左，下側では左から右への羊水の流れが生じる。このとき，下側（図16では右側）では上皮細胞の表面に近いため摩擦が大きく，羊水の流れは遅くなる。一方，上側では摩擦が小さいので流れが速くなり，全体として羊水は右から左へのノード流となるのだ。

2）ノード流と心ループ形成を結びつけるシグナル

それでは，ノード流はどのようにして心臓の左右を作るシグナルとなるのだろうか？ ノードの上皮細胞から，「SHH（ソニックヘッジホッグ）」と呼ばれるシグナル分子が脂質膜に覆われた小胞として分泌される。これがノード流に乗って右から左に運ばれ，ノード左端の感覚線毛により感知される。これによって，心臓の左右を規定する重要な遺伝子（これを「側性遺伝子」という）が胚の左側だけ

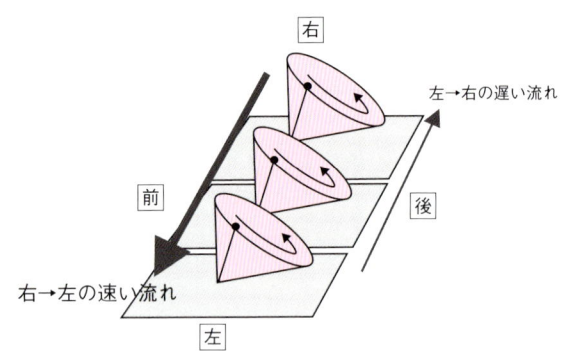

図16 線毛の回転とノード流：その2

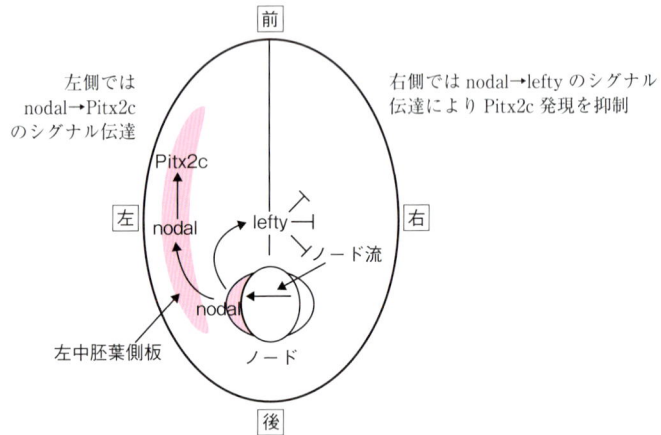

図17 ノード流により左側で誘導されるシグナル伝達。ヒト胎生17〜19日。将来背側となる方向から見た図。

で発現する。

　側性遺伝子のなかで特に重要とされるのが *Pitx2c* [➡メモ4] であるが，シグナル分子 SHH が直接発現誘導するのは *nodal* と呼ばれる別の側性遺伝子である。SHH がノード流に乗ってノード左側上皮細胞の感覚線毛に感知されると，polycystin と呼ばれる Ca^{2+} 透過チャネルが開口して細胞内 Ca^{2+} 濃度が上昇し，nodal と呼ばれる分子の転写を誘導する。nodal は自分自身が左側だけで発現し，そのため *Pitx2c* も左だけで発現するように巧妙な仕組みを駆使している。すなわち，nodal は胚の正中では *lefty* と呼ばれる遺伝子の発現を誘導する。*lefty* は nodal シグナルに拮抗的に働き，nodal のシグナルが胚の右側に広がらないようにしている。nodal は，左側中胚葉側板では *Pitx2c* を発現させる（図17）。この *Pitx2c* の働きによって心臓の左右ができるのである。

Ca^{2+}透過性チャネルの polycystin は，PKD1・PKD2 と呼ばれる分子によって形成される。勘の良い方ならもうお気づきのことと思うが，polycystin は多発性嚢胞腎 polycystic kidney と関係がある。PKD2 は多発性嚢胞腎の原因遺伝子の1つであり，PKD は polycystic kidney disease の略である。PKD2 の変異によって起こる多発性嚢胞腎が内臓逆位を合併しやすいのは，こんなところに理由があるようだ。

2　第1心臓予定領域と第2心臓予定領域

　毎年学生に発生の講義をしていると，必ず聞こえてくるのが「心臓の発生でわかりにくいのは，何といっても第1心臓予定領域と第2心臓予定領域の違いです」という声だ。心臓の進化発生は建て増し型であることを説明した際に，第1心臓予定領域と第2心臓予定領域の合流がうまくいかないといろいろな問題が起こると述べた［➡ p.8 参照］。厄介なことに，この最もわかりにくい第1心臓予定領域と第2心臓予定領域を理解することが，心臓発生と心疾患の関係を理解するうえでかなり重要なウエイトを占める。

　心臓予定領域は図18 [2)]左に示すように，マウスでは胎生6.5日頃（ヒト胎生15日）に形成され，これが頭側・内側に拡張し，胎生7日（ヒト胎生15～17日）頃には馬蹄形の構造となる。これを「心臓原基 cardiac crescent」と呼ぶ。心臓原

メモ4◉ 心臓の左右は魚類の目の左右を利用？

　魚類には心臓の左右がないことは説明した。そうであれば，心臓の左右を決める因子 Pitx2c も魚類にはないのだろうか？　実は，Pitx2c はちゃんと魚類にも発現している。心臓に左右がない魚類で Pitx2c は何をしているのだろう？

　魚類の眼は普通，1つは左，1つは右についている。ところが，「左ヒラメ，右カレイ」というようにヒラメは2つの眼とも左側，カレイは2つの眼とも右側についている。東北大学の鈴木徹教授がカレイで Pitx2c の働きを抑制する実験をしたところ，1/3 は正常の右カレイ，1/3 は左カレイ，残り1/3 は両側に眼をもつ左右対称カレイとなった[1)]。このように Pitx2c は，魚類では眼の左右を決めている。

　進化の順番では魚類が哺乳類の前に位置するので，魚類では眼の左右を決定することに使われていた遺伝子 Pitx2c を，哺乳類は陸上化したときに肺循環を作るため心臓の左右の決定に利用したと考えることができそうだ。

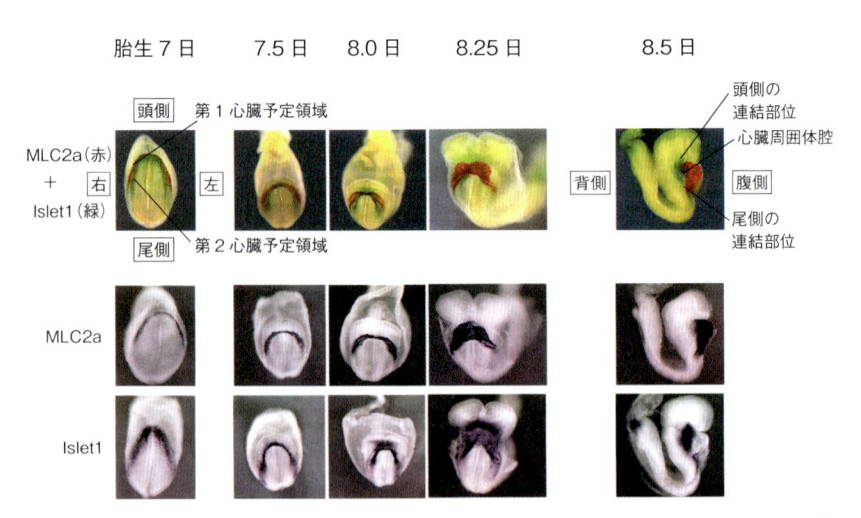

図18 マウス胚における第1心臓予定領域と第2心臓予定領域。胎生7～8.25日は腹側となる方向から見た正面像，胎生8.5日は右側から見た側面像。(Kirby ML. Cardiac Development. Oxford University Press, 2007, by permission of Oxford University Press, USA)

基の中には，比較的早く心筋細胞に分化する部分と，遅れて心筋細胞に分化する部分がある。前者を第1心臓予定領域，後者を第2心臓予定領域と呼ぶ。

　心臓原基の段階で，第1心臓予定領域はすでに心筋細胞のマーカーであるミオシン軽鎖MLC2aを発現しており，心筋細胞に分化していることが示唆される。一方，第2心臓予定領域はそのマーカーである転写因子Islet1の発現によって同定されるが，まだMLC2aは発現しておらず心筋細胞に分化していない。胎生8.5日になると，第1心臓予定領域から原始心筒が形成され，第2心臓予定領域はまだ中胚葉側に残っている（図18右）。

　第1心臓予定領域と第2心臓予定領域の説明では，しばしば両者がほぼ同じ場所に存在する胎生7日（図18左）からまったく別の場所に存在する胎生8.5日（図18右）にいきなり飛ぶので，筆者は訳がわからなくなることが多かった。胎生7～8.5日の変化を示した図18を見てこの疑問がはじめて氷解したので，読者も是非じっくり見てほしい。

　図18の胎生7～8.25日は，胚を将来腹側となる方向から見た図である。胎生8.5日（ヒト胎生18～19日）だけは右側から見た図であり，右側が将来の腹側，左側が将来の背側である。胎生7日の心臓原基では，MLC2aを発現する第1心臓予定領域は外側・前方に位置し，Islet1を発現する第2心臓予定領域は内側・後方に位置する。胎生7～8日にかけて胚の左右が腹側に折れ曲がり原始心筒ができる。

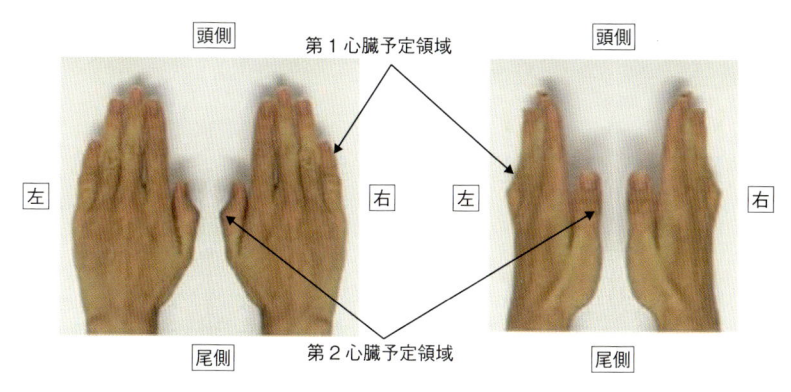

図 19 手を使った第 1・第 2 心臓予定領域の理解

　ここで重要なのは，原始心筒の形成に参加するのは第 1 心臓予定領域だけであることだ。第 2 心臓予定領域は，胎生 7.5 〜 8.25 日の図でわかるように胚の腹側への屈曲に伴い背側に押しやられるように移動し（図では緑の領域が赤の領域の陰に隠れる），原始心筒の形成から取り残される。右側から見た胎生 8.5 日の図では，第 1 心臓予定領域からできる原始心筒と第 2 心臓予定領域の間に心臓周囲体腔と呼ばれる空間ができ，第 2 心臓予定領域が臓側中胚葉に取り残されていることがさらにはっきり見てとれる。第 1 心臓予定領域（原始心筒）と第 2 心臓予定領域とは，この段階では頭側（原始心筒の出口側）と尾側（流入側）の 2 カ所だけで連続するようになる。

　図 18 ではまだわかりにくいかもしれないので，自分の手を使って理解してみよう。両手を図 19 左のようにおいて指先が頭側，手首側が尾側，手掌側が腹側，手背側が背側，小指側が外側にある第 1 心臓予定領域，親指側が内側にある第 2 心臓予定領域と考える。小指側を手掌側（腹側）に屈曲させると（図 19 右），第 2 心臓予定領域に相当する親指は背側にシフトする。このように，胚両側の腹側への屈曲により，第 2 心臓予定領域は背側に追いやられて最初の心臓形成には参加できないのである。

3　第 2 心臓予定領域─遅れて加わる心筋細胞が曲者

　心臓の大部分，すなわち原始心筒は図 18 に示した第 1 心臓予定領域に由来する。ところがこれだけでは成体の心臓を作るには不十分であり，元の心臓をそのままにして，他の複数領域から細胞が加わる。建て増し型進化発生の真骨頂だ。なかでも，もともとは同じ心臓領域にあった第 2 心臓予定領域からの細胞が，完成された心臓のかなりの部分を占めるようになる。

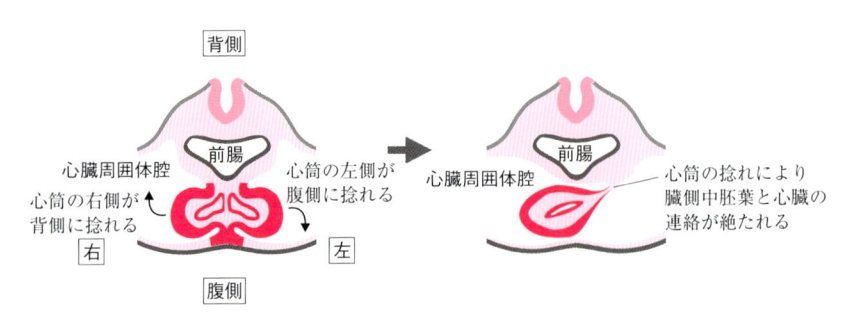

図20　心ループと第2心臓予定領域。横断面を示す。左はヒト胎生21日，右はヒト胎生24日。

1) 第2心臓予定領域からの細胞は心臓の両端に加わる

　図10からわかるように，原始心筒はルーピングするときに長さが長くなる。第1心臓予定領域からの心筋細胞も増殖してバルーニングという現象が起きるが，それだけでは成体の心臓を作るには足りない。そこで，中胚葉の第2心臓予定領域から細胞が加わる。

　ルーピングが起こる時点で原始心筒に「捻れ」が加わり，腹側が右側に，背側が左側に位置するようになる。このため，原始心筒は心臓周囲体腔と呼ばれる空所に覆われ，中胚葉に取り残された第2心臓予定領域との連絡が大部分で絶たれてしまう（図20右）［➡図18も参照］。両者の連絡が保たれているのは，流入側と流出側の2カ所だけである。したがって，第2心臓予定領域由来の細胞が陸続きで心臓に加わることができるのは，流入路と流出路からだけとなる。第2心臓予定領域のうち，流出路から心臓に加わる領域を「前心臓予定領域 anterior heart filed (AHF)」と呼び，流入路から心臓に加わる領域を「後心臓予定領域 posterior heart field (PHF)」と呼ぶ。

●ポイント●
第2心臓予定領域
● 前心臓予定領域 ➡ 流出路（将来の右室流出路）に加わる
● 後心臓予定領域 ➡ 流入路（将来の心房の一部）に加わる

　第2心臓予定領域は，従来は陸上生活を送るようになる両生類以降で発達する領域であり，生物が陸上生活を送るための進化発生と捉えられていた。ところが最近，魚類でも第2心臓予定領域のマーカーをもつ細胞があることが明らかとなった。魚類における第2心臓予定領域の役割が何か，興味深い。とはいうものの，第2心臓予定領域は生物が陸上生活を送るようになって急速に大きくなった

領域であることに間違いはない．陸上生活に必要な肺は内胚葉の前腸から派生する．そこで，生物の陸上化に伴った内胚葉由来の肺と中胚葉由来の心臓をつなぐ必要が生じる．このために発達した領域が第2心臓予定領域であると考えることができる．第2心臓予定領域からは，心臓と肺をつなぐために必要な，肺静脈から心房への流入路，心室から肺動脈への流出路が形成される（図21）[3]．

2）心肺前駆細胞

　第2心臓予定領域のマーカーはIslet1と呼ばれる転写因子である．第2心臓予定領域は流入路に加わる後心臓予定領域と流出路に加わる前心臓予定領域に分けることができるが，後心臓予定領域にはIslet1に加えてWnt2とGli1と呼ばれるマーカーを共発現する細胞が出現する．これらをすべて発現するので，Wnt2$^+$/Gli1$^+$/Islet1$^+$細胞と表現される．この細胞は，心臓と肺の様々な構成成分に分化するので「心肺前駆細胞 cardio-pulmonary progenitor（CPP）」と呼ばれる[2]．

　心肺前駆細胞はある時点から，心臓特異的転写因子Nkx2.5を発現する細胞と発現しない細胞に分かれる．Nkx2.5を発現する細胞は「心臓流入路心筋前駆細胞」と呼ばれ，心房後壁や静脈洞，肺静脈の心筋細胞となる（図22）[3]．一方，Nkx2.5を発現しない細胞は「心肺間葉系前駆細胞」と呼ばれ，肺動脈・肺静脈の平滑筋細胞，内皮細胞，気道の平滑筋細胞，および周皮細胞となる．

3）心房に加わる第2心臓予定領域（後心臓予定領域）

　成体の心房には，第1心臓予定領域由来心筋細胞に由来する心房筋からなる部分と，第2心臓予定領域由来心筋細胞に由来する心房筋からなる部分がある．図23は，成体の心房が発生段階のどの領域由来の細胞で構成されているかを色分けして示したものである．もともとの原始心房（第1心臓予定領域）由来の心房は心耳となる（赤色）．残りの左房・中隔・右房の多くの部分が肺静脈心筋細胞（第2心臓予定領域由来）により形成される（黄色）．上大静脈には静脈洞心筋細胞（第2心臓予定領域由来）がスリーブを形成している（青色）．心房の底部の一部には房室管（第1心臓予定領域）由来の細胞が存在する（緑色）．第1心臓予定領域由来の心耳は内面に「櫛状筋」が発達し凸凹しているが，第2心臓予定領域由来の心房は内面が比較的滑らかであり，心房を開くと両者は比較的容易に見分けることができる．右房では両者の境は「分界稜 terminal crista」と呼ばれる．左房側でも両者の境は比較的明瞭であり，「左分界稜 left terminal crista」と呼ぶことを提唱する研究者も現れている．

4）心室の流出路に加わる第2心臓予定領域由来心筋細胞（前心臓予定領域）

　流出路から参加する第2心臓予定領域由来の細胞は，右室流出路の心筋細胞と

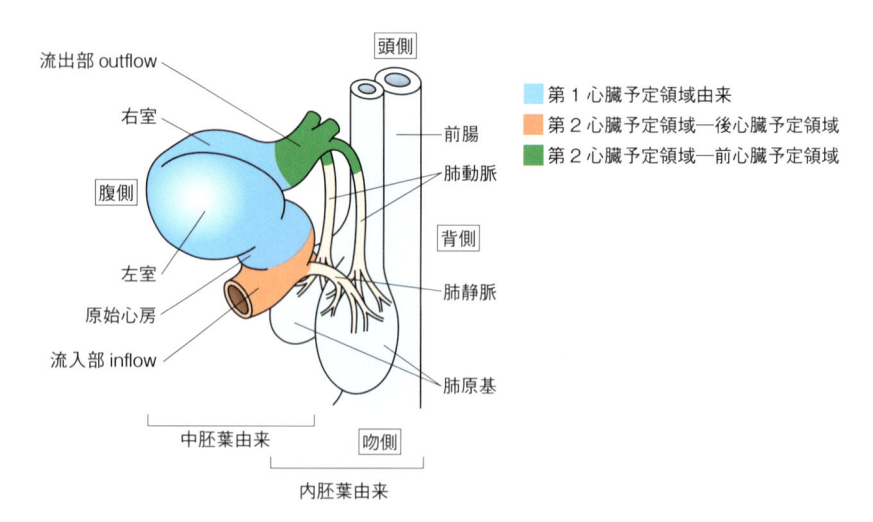

図21 第2心臓予定領域から発生する心臓と肺をつなぐ部分。ヒト胎生28日前後。左から見た側面像。(Reprinted by permission from Macmillan Publishers Ltd : Peng T, et al. Coordination of heart and lung co-development by multipotent cardiopulmonary progenitor. Nature 2013 ; 500 : 589-92, copyright 2013)

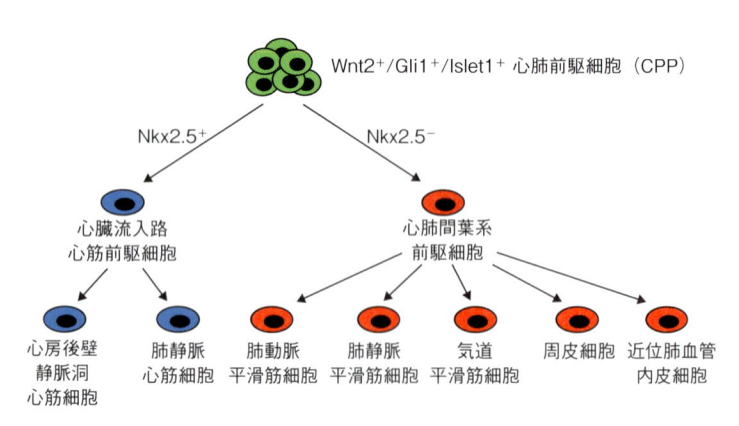

図22 心肺前駆細胞由来の心血管系細胞 (Reprinted by permission from Macmillan Publishers Ltd : Peng T, et al. Coordination of heart and lung co-development by multipotent cardiopulmonary progenitor. Nature 2013 ; 500 : 589-92, copyright 2013)

大動脈の起始部の平滑筋細胞となる(図24)。右室では第1心臓予定領域由来の細胞と第2心臓予定領域由来の細胞が存在する。第1心臓予定領域由来の部分には肉柱が発達し内面が凸凹しているが,第2心臓予定領域由来の部分の内面は平滑で,両者は容易に区別がつく。心房同様,心室でも「第1心臓予定領域由来(心

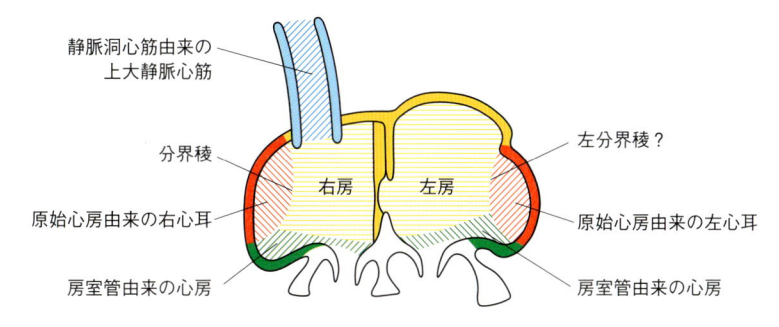

図23 成体の心房における心筋細胞の発生学的由来

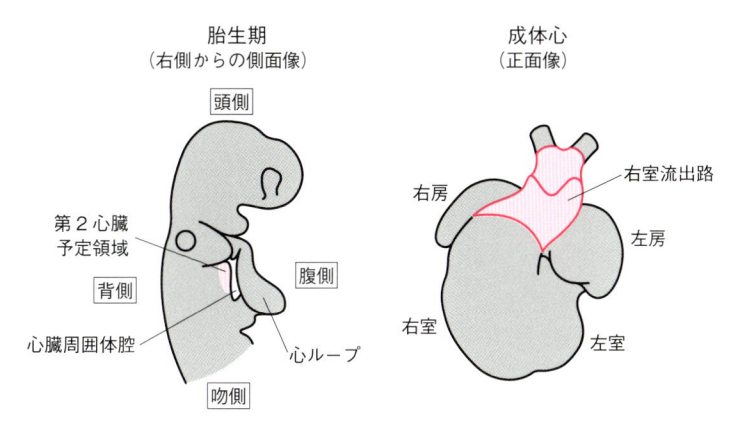

図24 第2心臓予定領域と右室流出路（Kirby ML. Cardiac Development. Oxford University Press, 2007, by permission of Oxford University Press, USA）

耳）＝内面が凸凹，第2心臓予定領域由来＝内面が平滑」という図式が成り立ちそうだ．ただし，その理由や意義などは今のところ不明である．

　第2心臓予定領域由来の細胞が大動脈起始部の平滑筋細胞になることから，「あれっ，第2心臓予定領域由来の細胞はすべて心筋細胞になるわけではないの？」と思った読者もいるかもしれない．実はここにも重要なポイントが隠されているのだ．

　中胚葉由来の未分化な細胞を「間葉系細胞」というが，間葉系細胞は受け取る刺激によって筋細胞・骨細胞・線維芽細胞・脂肪細胞など様々な細胞になることのできる多分化能を有している．第1心臓予定領域は，比較的早く心筋細胞への分化刺激を受けてほとんどが心筋細胞となる．一方，第2心臓予定領域は比較的遅くまで間葉系細胞のままでいることが特徴であり，心臓となる分化刺激，平滑筋となる分化刺激など，様々な刺激を受けて様々な細胞になる「可塑性の高い」

細胞集団である。このことが，Brugada症候群や不整脈原性右室心筋症において線維化や脂肪変性など心筋細胞以外の細胞への転換が第2心臓予定領域由来の組織に起こりやすいことと関係するのではないかと，筆者は秘かに思っている。

4　心腔の形成

　心臓の大体の外枠が出来上がったところで，心臓の内装工事が着手される。原始心筒の時点で，将来左室と右室になる部分はすでに分かれている。ところがまだ円筒状の構造で，とても「心腔（チャンバー）」と呼べるような形態はしていない。そこで，心臓の内装工事の第一歩が心腔形成（四腔の特異化）chamber specification である。これには，「バルーニング」「肉柱層・緻密層の形成」と呼ばれる2つの過程が関与する。

1）バルーニング

　原始心筒は心ループを形成するときに捻れが起こり，原始心筒の腹側は心ループの外側（下方：図25上）・腹側（前方：図25下），原始心筒の背側は心ループの内側（上方：図25上）・背側（後方：図25下）に位置するようになる。

　原始心筒の腹側・心ループの外側に位置する細胞（図25濃いピンク）は増殖能が高く，心ループの進行とともに急速に増殖する結果，あたかも風船が膨らむよ

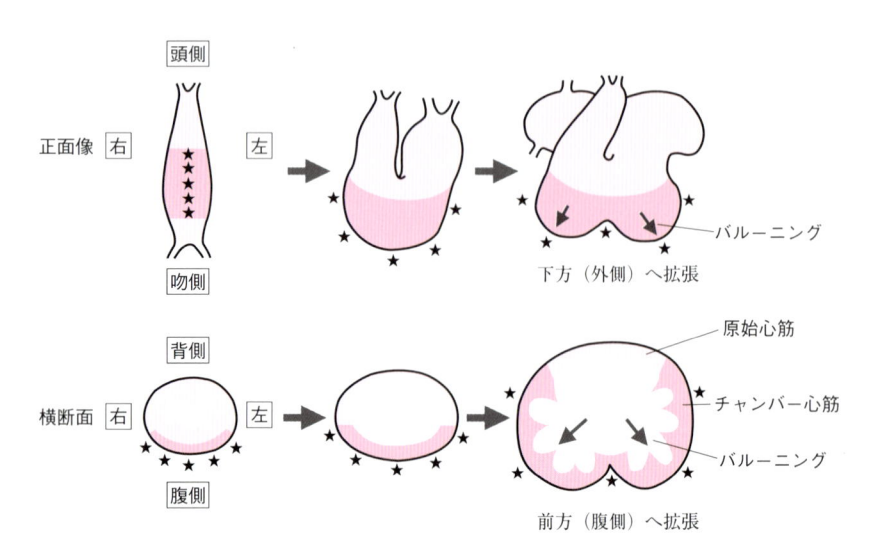

図25　バルーニング。左：ヒト胎生21日，中：24日，右：26日。上：腹側から見た正面像。下：横断面。★は原始心筒の腹側が，心ループ形成（中）・バルーニング（右）で移動した場所を示す。

うに下方・前方に伸展していく。この過程を「バルーニング」と呼び，増殖能が高く心室の形成に関わるこれらの心筋を「チャンバー心筋 chamber myocardium」と呼ぶ。これに対して，原始心筒の背側・心ループの内側に位置する細胞（図25 薄いピンク）は増殖能が低く「原始心筋 primary myocardium」と呼ばれる。原始心筋は，成体心では心室の背側だけでなく流出路・流入路・房室接合部の形成にも関わる。

> ●ポイント●
> 原始心筒由来の心筋
> ● チャンバー心筋（原始心筋から分化）➡ 心室の前面を含む大部分
> ● 原始心筋 ➡ 心室の背側・流出路・流入路・房室接合部

チャンバー心筋により形成される領域はポンプ機能が高い。これを達成するために，
・肉柱層と緻密層が発達すること
・高密度のギャップ結合チャネルが発現すること
の2つが起こる。これらにより，電気的刺激を速やかに伝達し，同期した収縮・弛緩を繰り返すことが可能となる。

一方，原始心筋により構成される流入路・流出路・房室接合部は，肉柱層が存在しないために内面は平滑で，ギャップ結合チャネルの密度が低いために電気的刺激の伝導速度が遅い。したがって収縮もゆっくりしており，ポンプ機能というよりも括約筋 sphincter としての機能をもっていて，最後の血液を動脈に絞り出すとともに，動脈から逆流しないようにしている。このため，右室流出路の伝導は比較的遅く，これが顕著になると心電図で右脚ブロック型の波形を示すようになる。また，Brugada症候群や不整脈原性右室心筋症などの不整脈が右室流出路起源であることの原因の1つとして，右室流出路が原始心筋に由来し，ギャップ結合チャネルの密度が低いことが考えられている。

2) 肉柱層と緻密層

発生段階の初期には冠動脈などはなく，酸素化された血液は心内膜側からの拡散によって心筋細胞に供給される。効率的な拡散を達成するためには，表面積を大きくすることが最も効果的で，このために肉柱層が発達している。一方，心筋細胞の増殖は主に緻密層で行われる。

肉柱層の形成，緻密層の増殖には，それぞれ心内膜・心外膜からの液性因子による刺激が必要となる。心内膜からはneuregulin・線維芽細胞増殖因子（FGF）など，心外膜からはFGF・レチノイン酸（RA）・エリスロポエチンなどの液性

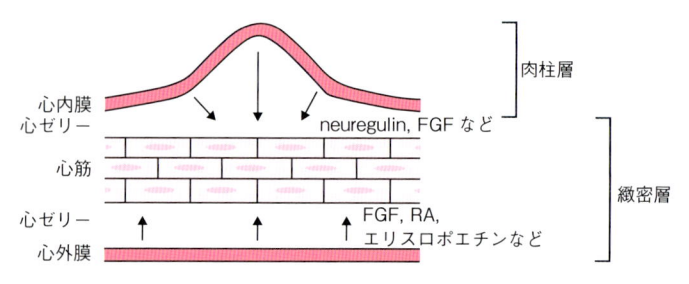

図26 心内膜・心外膜からのシグナル。ヒト胎生22日頃。

因子が供給される（図26）［➡ p.94「左室心筋緻密化障害—第3の心筋症」参照］。

3) 原始心筋であり続けるかチャンバー心筋に分化するかにはT-ボックス型転写因子が関与

　中胚葉由来の多くの細胞は，単一のマスター遺伝子により分化誘導される。心臓では当初，Nkx2.5が単一のマスター遺伝子の有力候補と考えられた。ところが，哺乳類における心筋細胞への分化では，Nkx2.5は必要条件であるが十分条件ではない。すなわち，Nkx2.5をノックアウトすると心筋細胞ができないが，Nkx2.5の導入だけでは心筋細胞の分化を誘導することはできない。この知見を踏まえて行われた研究により，Nkx2.5に加えてジンクフィンガー型転写因子Gata4，複数あるT-ボックス型転写因子Tbxファミリーのうち1つの合計3つの転写因子の共同作用が必要であることがわかった。

　心筋細胞はもともと収縮速度の遅い原始心筋として発生するが，胎生が進むと心室のほとんどの部分で収縮速度の速いチャンバー心筋となる。ただし，成体心でも流出路・心室後壁ではチャンバー心筋にならずに原始心筋のまま残る。心筋細胞が原始心筋のまま残るかチャンバー心筋に分化するかを決めるのは，Nkx2.5・Gata4と複合体を作るTbxのタイプによる。原始心筋ではNkx2.5・Gata4とTbx2が複合体を作るが，チャンバー心筋ではTbx5が複合体を作る。Nkx2.5，Gata4，Tbx5の3つが心臓発生に重要な3大転写因子である。

　原始心筋とチャンバー心筋に限らず，類似した細胞のどちらに分化するかの分岐点でしばしばT-ボックス型転写因子が重要な役割を果たしていることは，是非覚えておいてほしい。例えば，房室結節細胞への分化にはTbx2が重要な働きをする［➡ p.58 参照］。Tbx2が分化に関わる原始心筋と房室結節細胞の性質は似ており，原始心筋では伝導が遅いのはこのためと考えられる。

> ●ポイント●
> 原始心筋とチャンバー心筋を区別する転写複合体
> ● 原始心筋…………Nkx2.5-Gata4-Tbx2
> ● チャンバー心筋……Nkx2.5-Gata4-Tbx5

4) 左室・右室の分化にも T-ボックス型転写因子が関与

　左室も右室も，その大部分はチャンバー心筋からなる。それでは，左室と右室には違いがないのかというと，左室壁は右室壁に比べて厚いなどいくつかの違いがある。左室と右室の違いを規定する分子機構は何だろう？

　左室では，先ほど出てきた Nkx2.5-Gata4-Tbx5 が複合体を作っている。一方，右室では Tbx5 の代わりに Tbx20 が複合体形成に関わり，Nkx2.5-Gata4-Tbx20 という複合体ができている。Nkx2.5-Gata4-Tbx5 は，左室特異的転写因

メモ 5 ● 中胚葉から心筋細胞へのコミットメントに関係する Nkx2.5

　中胚葉の細胞が中胚葉由来の様々な細胞に分化するためには，分化誘導に関わる転写因子が必要である。中胚葉の細胞のその後の分化の方向を運命づけることを「コミットメント」と呼ぶが，骨格筋へのコミットメントを規定する分子は MyoD と呼ばれる転写因子である。MyoD は骨格筋細胞への分化の必要十分条件であり，「マスター因子」と呼ばれるようになった。その後，平滑筋のマスター因子が myocardin であることが明らかになったように，中胚葉由来の多くの細胞はマスター遺伝子により分化誘導されることが明らかとなった。

　そこで，中胚葉の細胞を心筋細胞にコミットメントするマスター因子も存在するに違いないと考えられ，1990 年前後に心筋細胞のマスター遺伝子ハンティングが世界中で精力的に行われた。まずショウジョウバエで，tinman と呼ばれる転写因子が心筋細胞のマスター因子であることが明らかとなった。この名前は，「オズの魔法使い」の心臓のないブリキの人間 Tinman にちなんでつけられている。次に行われたのが tinman の哺乳類のホモログ探索である。この競争に勝ったのが東京大学循環器内科の小室一成教授であり，Csx (cardiac specific homeobox gene) を同定した[4]。Csx はその後ホメオボックス型転写因子 Nkx ファミリーの一員であることがわかり，今では Nkx2.5 と呼ばれるのが一般的となっている。

子である bHLH 型転写因子 Hand1（別名 eHAND）の発現を誘導する。一方，Nkx2.5-Gata4-Tbx20 は右室特異的転写因子である bHLH 型転写因子 Hand2（別名 dHAND）の発現を誘導する。すなわち，左室と右室の区別にも T-ボックス型転写因子が関わっているようだ[5]。Hand は心筋細胞の増殖を誘導するが，その活性は Hand1 ＞ Hand2 であり，このことが左室で心室壁が厚いことと関係するのだろう。

●ポイント●
左室と右室を区別する転写複合体
● 左室……Nkx2.5-Gata4-Tbx5 → Hand1（別名 eHAND）
● 右室……Nkx2.5-Gata4-Tbx20 → Hand2（別名 dHAND）

5）心房筋・心室筋の分化にはレチノイン酸が関与

　心房筋と心室筋の分化に関わる因子はまだ十分同定されていないが，2つのことがわかっている。1つは，胚生幹細胞 *embryonic stem cell*（ES 細胞）にレチノイン酸（RA）を投与すると心房筋細胞に分化すること，逆に RA を抑制すると心室筋細胞に分化することである[6]。RA（ビタミン A）はビタミン D やビタミン E とともに脂溶性ビタミンに属し，シグナル伝達に関わる。RA は転写因子であるレチノイン酸受容体（RXR）に結合して，コアクチベーターやコレプレッサー［➡用語解説］の結合を調節することで転写制御に関わる。

　もう1つわかっていることは，コレプレッサーである Irx4 は心室筋にだけ発現して RXR と複合体を作り，Irx4/RXR 複合体は心房筋特異的ミオシン重鎖（AMHC1）の発現を抑制して心室筋特異的ミオシン重鎖（VMHC1）の発現を促進することである[7]。

　この2つのことから，次のようなことが起こっていると推測されている。心室筋では Irx4/RXR 複合体が抑制性の複合体を形成し，心房筋特異的ミオシン重鎖（AMHC1）の転写を抑制して心室筋細胞に分化する（図 27 上）。RA が RXR に結合すると，コレプレッサーの Irx4 が外れ，その代わりに何らかのコアクチベーターが結合することによって促進性の複合体が形成され，心房筋特異的ミオシン重鎖の転写を誘導して心房筋細胞に分化する（図 27 下）。

　実はこれらのことが，心室の収縮力が心房に比べて大きいこと，すなわち心室で心房より収縮速度の速い収縮蛋白（ミオシン重鎖）が発現することに関係する。また，異なるイオンチャネルが発現するため，心室筋で活動電位持続時間が長くなっている。このため取り込むカルシウム量が心室で多くなり，これも収縮力を強くすることに貢献している。

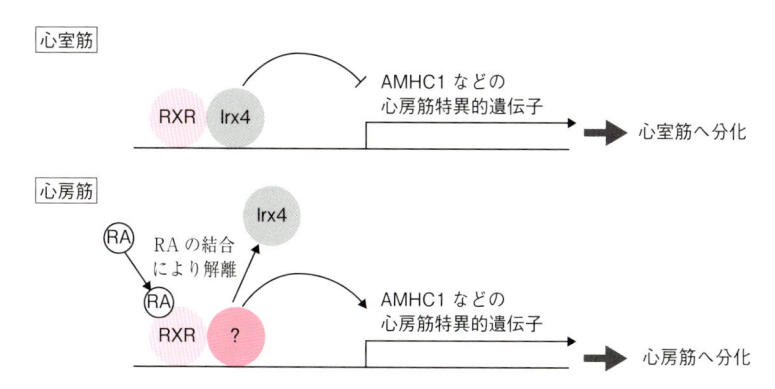

図27 レチノイン酸を中心とする心房筋と心室筋の分化。AMHC1：心房特異的ミオシン重鎖，RA：レチノイン酸，RXR：レチノイン酸受容体。

> **用語解説**
> ■ コアクチベーター，コレプレッサー
> 　遺伝子の転写は，転写因子が当該遺伝子のプロモーターに結合することによって開始する。この転写因子の働きを調節している補助因子があり，転写を活性化する補助因子を補助活性化因子コアクチベーター *co-activator*，転写を抑制する補助因子を補助抑制因子コレプレッサー *co-repressor* と呼ぶ。

5　中隔の形成

　心臓の内装工事のなかで特に興味深く，また特にわかりにくいのが「中隔形成」と「弁形成」の2つだろう。これらにおいては，「心内膜隆起」「円錐動脈幹隆起」の心腔内の2つの隆起，および心内膜隆起からできる「心内膜床」が重要な役割を果たす。

1）心内膜床

　心内膜床は，心内膜床欠損症という先天性心疾患もあることから読者も耳にしたことがあるに違いない。しかし「心内膜床って何？」と聞かれると，「心臓発生で心臓の真ん中あたりにあった組織」くらいしか思い浮かばないのではないだろうか？　では，心内膜床はいつごろ，どこから，どのようにして形成されるのかを見てみよう。

　心ループを形成するヒト胎生第4週末〜第5週はじめにかけて，房室管と円錐動脈幹に心ゼリー *cardiac jelly* の拡張によってそれぞれ2カ所に隆起ができる。

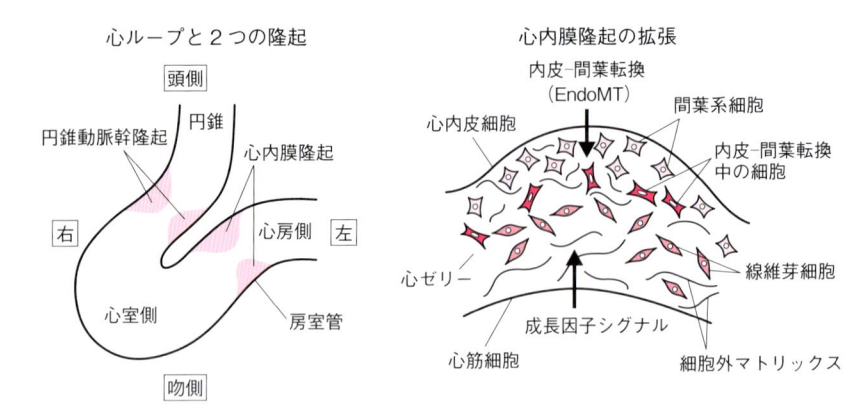

図28　心内膜隆起と円錐動脈幹隆起。ヒト胎生31日頃。正面像。

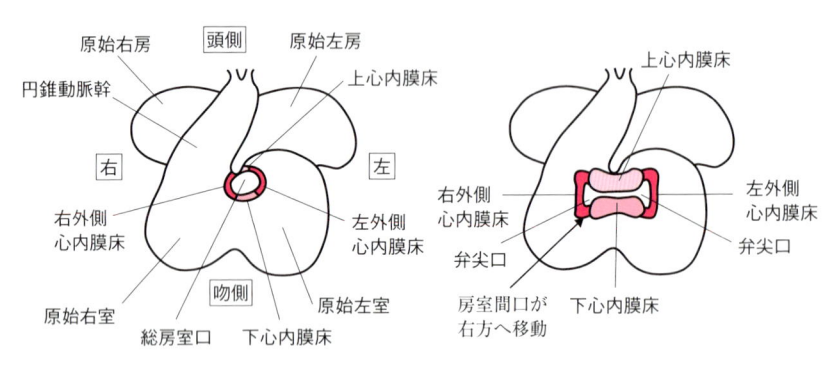

図29　上下心内膜床の融合と総房室口の分離。心室側（前方）から房室管を見た断面図。左：ヒト胎生27日頃，右：ヒト胎生33日頃。

　これらは心内膜隆起，円錐動脈幹隆起と呼ばれ（図28），このうち房室管にできる心内膜隆起が膨張したものが心内膜床となる。

　図29は心室側（前方）から房室管を見た断面図である。胎生27日頃（図29左）には心内膜隆起は，上心内膜床・下心内膜床・左外側心内膜床・右外側心内膜床の4つに分かれている。心室と心房の連絡は，総房室口と呼ばれる1つの開口部からなっている。胎生33日頃（図29右）には，さらに上心内膜床が下に，下心内膜床が上に張り出し，上下の心内膜床は融合して，左房-左室間・右房-右室間の交通路としてそれぞれに「弁尖口」ができる。これによって，左室と右室への別々の入り口が準備されたことになる。

　ここで見逃してはならないのが，胎生27日の総房室口と胎生33日の弁尖口の位置の違いだ。もともと心房と心室の連絡は，原始心房と左室の間で行われるの

で，胎生27日では総房室口は左側に位置する。ところが，胎生33日の弁尖口の位置は右側に移動している。このことは，心房が右側に膨張し右房を形成することに関連しているのかもしれない。これによって，左房-左室間および右房-右室間にそれぞれ連絡口ができることになる。

2）心室中隔の形成

　心房から左室と右室への別々の入り口が準備されたが，左右心室間には交通があるので，体循環と肺循環はまだ分かれていない。すなわち，図4にある両生類・爬虫類などのように，酸素化血液と非酸素化血液の混合血が全身に送られる段階である。体循環と肺循環を分けるためには心室中隔が必要であり，心内膜床の形成と時期を同じくして胎生4週半ば頃から心室中隔が形成され始める。
　心室中隔は3つの部分，筋性中隔・漏斗部中隔・膜様部中隔に分かれる（図30）。それぞれについて説明しよう。

■ 筋性中隔の形成：受動的ステップと能動的ステップ

　筋性中隔（図30 薄いピンク）は成体心の心室中隔の大部分を占め，特に心室中隔の下部は筋性中隔のみからなる。筋性中隔の形成には受動的なステップと能動的なステップが関与する。
　心室中隔形成のきっかけは受動的な作用である。胎生4週半ばに心ループができ，原始左室・原始右室のバルーニングが起こると，両心室間の外観に受動的なくびれができる。これを室間溝 *interventricular groove* と呼ぶ（図31 左）。これがきっかけとなって，室間溝の内側では両心室間の底部に筋性の隆起ができ，それが能動的に伸展して筋性心室中隔となる（図31 右）。
　ここで，少し見方を変えてみたい。バルーニングがどのように起こるかではなく，なぜ左室と右室の境目ではバルーニングが起こらないのかが，心室中隔形成のポイントになるのではないだろうか？ 左室と右室の形成に関与した Hand1 と Hand2 が心筋細胞の増殖を促進し，バルーニングを促進する。左室と右室の境

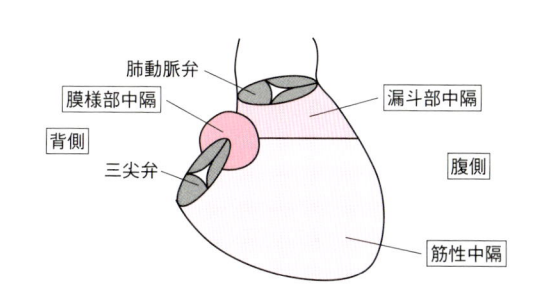

図30　成体心の心室中隔の3つの部分。右室側から見た像。

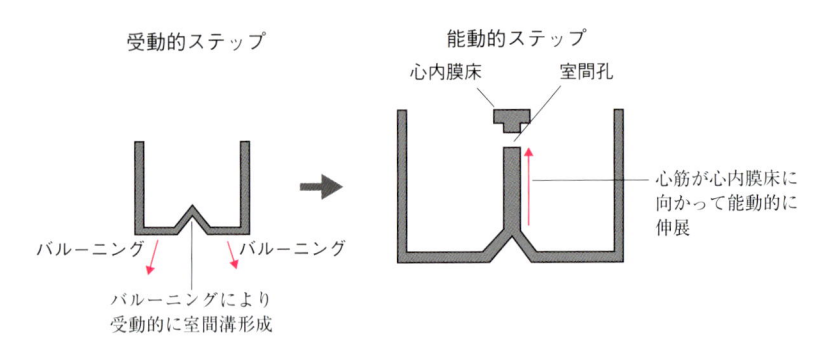

図31 筋性心室中隔の形成。左：ヒト胎生24日頃，右：ヒト胎生26日頃。

界ではHand1もHand2も発現していないので，バルーニングが起こらない。実験的にHand1あるいはHand2を強制発現したマウスでは，境界部でもバルーニングが起こり，心室中隔が形成されない。

　それでは，境界部でHand1とHand2が発現しない分子メカニズムはどうなっているのだろう？　心室中隔では，左室側にNkx2.5-Gata4-Tbx5，右室側にはNkx2.5-Gata4-Tbx20が発現しており，両者が背中合わせになっている。Nkx2.5-Gata4-Tbx5はHand1の転写を誘導し，Nkx2.5-Gata4-Tbx20はHand2の転写を誘導する。どうも，Nkx2.5-Gata4-Tbx5とNxk2.5-Gata4-Tbx20が接するところではHand1・Hand2とも発現しないようだ。

　このようにして受動的・能動的ステップにより形成された筋性心室中隔であるが，左右心室間の交通は完全には閉鎖されず，上下心内膜床の間に心室間交通孔（室間孔）が残存する（図31右）。この時期の大血管（大動脈・肺動脈）はまだ右室だけから起始しており，心室間の交通がなくなると大変なことになるのは容易に想像がつく。この時期には，左室への流入血は室間孔を通じて右室から大血管へと流出する。左室→大動脈の経路が形成されるのは，さらに遅れて円錐動脈幹（流出路）が左方に移動してからとなる［➡ p.47 参照］。

■ 漏斗部中隔の形成：円錐動脈幹隆起が関与

　漏斗部中隔は成体心の心室中隔の上部前方，流出路の中隔を形成する（図30上部）。漏斗部中隔は，心ループにできる2つの隆起のうち円錐動脈幹隆起が伸展してできる。図32は図30と同様に心室中隔を右室側から見たものである。円錐隆起は，右背側円錐隆起と左腹側円錐隆起の2つからなり，両者が房室管のレベルまで下降・伸展して融合することで漏斗部中隔が形成される。このとき，上心内膜床と右背側円錐隆起，下心内膜床と左腹側円錐隆起も癒合することで，

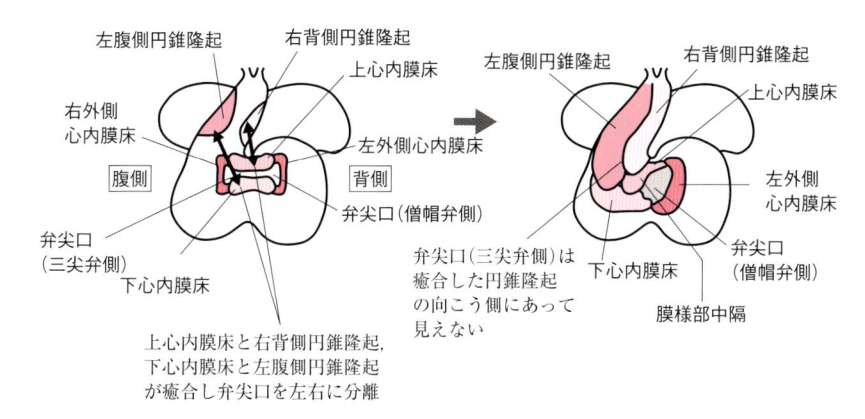

図32 円錐隆起と漏斗部中隔。左：ヒト胎生28日頃，右：ヒト胎生30日頃。右室側（右側）から心室中隔を見た図。

弁尖口が左右（三尖弁側と僧帽弁側）に分かれる（図32左矢印）。

■ 膜様部中隔：心室中隔欠損の最多部位

膜様部中隔は成体心の心室中隔上方後部に位置する（図30濃いピンク）。同部位は室間孔として最後まで左室と右室の交通を行っている。膜様部中隔は，2つの円錐隆起と上下の心内膜床が能動的に伸展し，癒合することにより形成される（図32右）。膜様部中隔は，最後に融合する部分であること，また，心内膜隆起と円錐動脈幹隆起という異なる隆起が癒合するところであることからわかるように，心室中隔欠損のなかで同部の欠損が最も多い。

●ポイント●
心室中隔
● 筋性部中隔……室間溝の内側の心筋が隆起
● 漏斗部中隔……円錐隆起（左腹側円錐隆起・右背側円錐隆起）から
● 膜様部中隔……円錐隆起と上下心内膜床が最後に癒合

3）心房中隔の形成

心房中隔は，心室中隔より少し遅れて胎生第5週頃から形成され始める。これは，左室と右室は原始心筒のときから分かれていたが，原始心筒には原始心房しかなく，左房と右房に分かれるには心房が右側に張り出す必要があるためと考えられている。心房中隔は，一次中隔と二次中隔からなる。

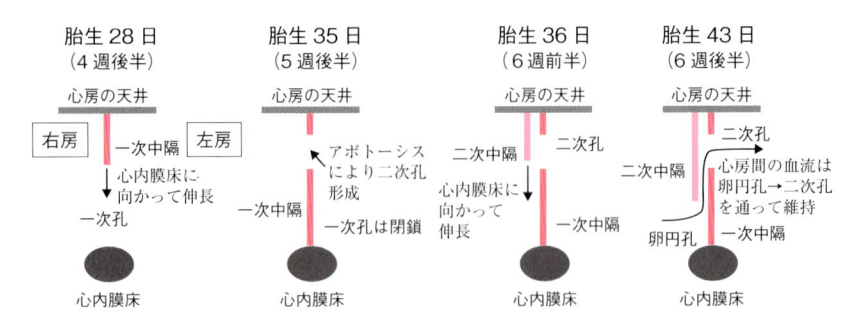

図33 心房中隔の形成

■ 一次中隔

　心房中隔の一次中隔ができるきっかけも，心室中隔の筋性中隔と同じように受動的なものである．胎生28日頃に心房が右方に伸展すると，動脈幹に圧迫されて右房と左房の間にくびれが生じ，内腔には受動的に隔壁が形成される．この場合のくびれの形成は心室中隔とは異なり，動脈幹による物理的圧迫と考えられる．この隔壁は心内膜床に向かって能動的に伸展し，心内膜床の上部に一次孔が残って左右心房間の血流が交通する（図33左）．

　胎生35日頃，心内膜床組織の上方への増生により一次孔は閉鎖されるが，一次中隔の上部でプログラムされた細胞死アポトーシスによっていくつかの孔が出現し，これらが融合して二次孔が形成される（図33中左）．

■ 二次中隔

　胎生35～37日に，一次中隔の右房側で後上方から別の鎌状の稜が出現し，下方に向かって伸展する（図33中右）．そして胎生43日頃には一次中隔に存在する二次孔に重なるところまで伸展し，心内膜床との間に「卵円孔」を形成する（図33右）．

　　　　　　　　　＊　　　　　＊　　　　　＊

　1つの中隔を作るために，なぜ2つの中隔が関与するような複雑な形成様式をとるのだろう？　この形成様式は，実は胎生期に左右心房間の交通を維持し，出生後に両心房間の交通をストップさせるための優れた方法なのだ．

　出生までは圧が右房＞左房なので，両心房の血液は卵円孔と二次孔の間の斜めの裂隙を通って交通することができる（図34左）．出生後に圧が左房＞右房になると，一次中隔が二次中隔側に押し付けられ，両者が癒合して交通が遮断される（図34右）．卵円孔は「卵円窩」と呼ばれるくぼみとして残る．二次孔は一次中隔

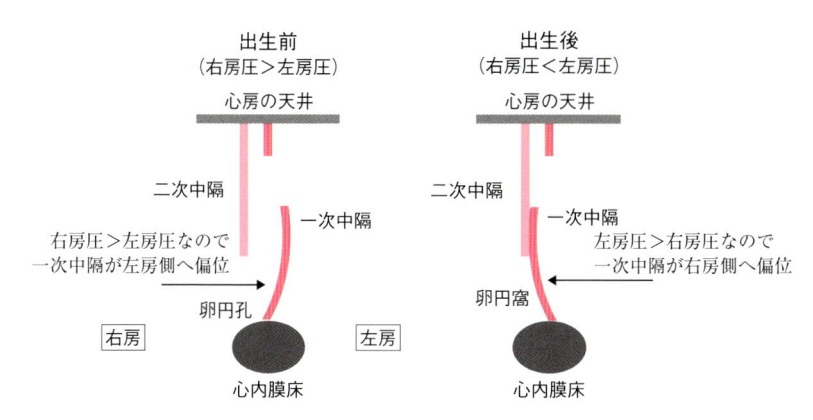

図34 出生前と出生後の心房中隔

にあり，卵円孔が二次中隔にあることは，混同しやすいので注意してほしい。

●ポイント●
心房中隔の形成と潜在的交通路
● 一次中隔……二次孔（一次孔は発生途中で閉鎖）
● 二次中隔……卵円孔

6 弁の形成

原始心筒には2つの隆起，心内膜隆起と円錐動脈幹隆起ができるが（図28），房室弁（僧帽弁，三尖弁）は心内膜隆起から，半月弁（大動脈弁，肺動脈弁）は円錐動脈幹隆起からそれぞれ生じる。

●ポイント●
● 房室弁（僧帽弁，三尖弁）…………心内膜隆起
● 半月弁（大動脈弁，肺動脈弁）……円錐動脈幹隆起

1）房室弁

2尖弁と3尖弁の形成

房室弁は，4つの心内膜床のうち上心内膜床と下心内膜床が融合することによって形成される。ところが，これだと図35のように僧帽弁も三尖弁も2尖弁となりそうなものだ［注：右房と右室の間にある三尖弁と区別するために，3つの弁尖をもった弁を本書では3尖弁と算用数字を用いて表すことにする］。

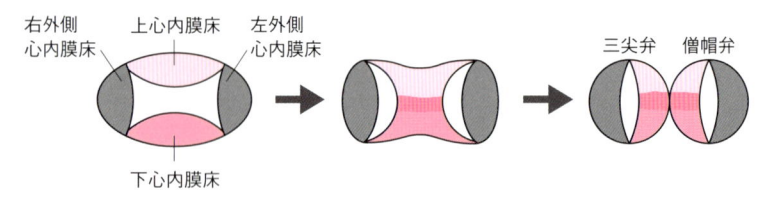

図35 2つの2尖弁の形成（予想される房室弁の形態）

メモ6 ● 房室中隔!?

　日本医科大学多摩永山病院の井川修教授は，三尖弁と僧帽弁が従来考えられていたように同じレベルにあるのではないことを剖検所見から明らかにしている（図36左）．それによると，三尖弁のほうがより心室寄りに存在しており（図36右），右房と左室が隣り合っている場所（図34右の太い赤線部分）がある．ここは「房室中隔 atrio-ventricular septum」と呼ばれ，井川教授は房室中隔の存在は心エコー検査の四腔像で明確に見てとれることを指摘している．

　弁形成の項で説明するが，三尖弁と僧帽弁はいずれも同じ心内膜床から形成されるので，弁付着位置がずれるというのは不思議な話だ．発生学者でも気がついていない何らかのトリックがあるに違いない．例えば，三尖弁形成に円錐隆起が関与することが関係するのだろうか？ 右室流出路は主に第2心臓予定領域からできるので，この細胞が三尖弁付着部・僧帽弁付着部の間に侵入するのだろうか？ これらも含めて，房室中隔がどのようにしてできたかは，まだまったくわかっていない．

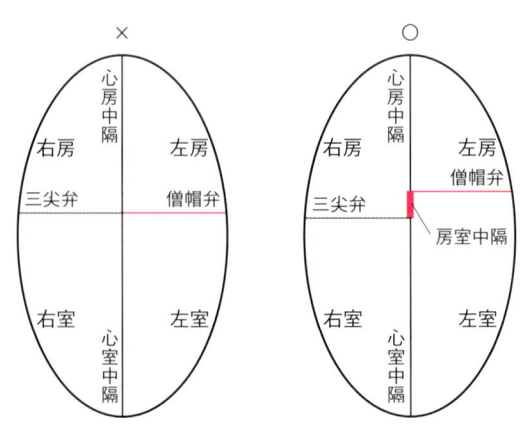

図36 房室中隔（井川修．臨床心臓構造学：不整脈診療に役立つ心臓解剖．医学書院，東京，2011，p.129より許可を得て改変）

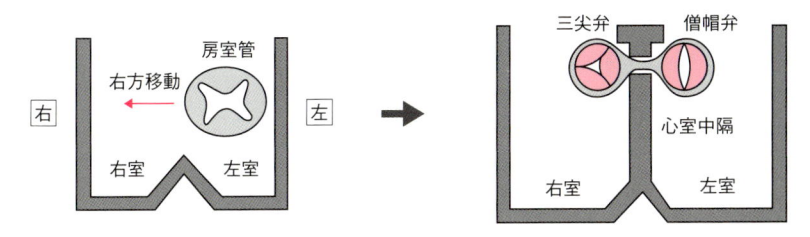

図37 房室管の右方移動と房室弁形成。左：ヒト胎生28日頃，右：ヒト胎生33日頃。心臓を矢状面で切り心室側（前方）から見た図。

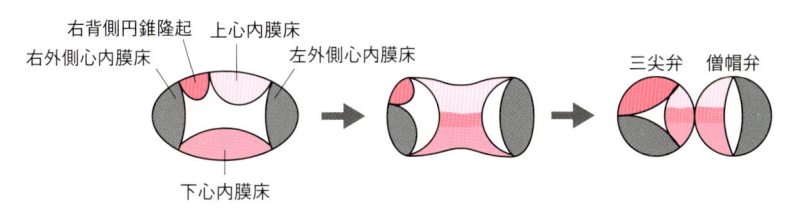

図38 2尖弁と3尖弁の形成（実際の房室弁の形態）

　では，なぜ三尖弁だけが3つの弁尖をもつようになるのだろう？　これには，房室管の右方への移動が関係する。房室管はもともと原始心房と左室の間に存在していた（図37左）。このままだと左房と左室の交通はできるが，右房と右室の交通はできないことになる。そこで，筋性中隔ができると同時に，房室管が右方へ移動する（図37右）。

　房室弁は心内膜隆起からできると書いた。ところが，図32右からわかるように房室管が右方に移動することにより，三尖弁近傍に円錐隆起が位置するようになる。三尖弁形成にだけはこの円錐動脈幹隆起の一部，右背側円錐隆起が関与するのだ（図38）。このことが臨床的にどのような意味をもつのかはわかっていない。

■ 腱索と乳頭筋の形成

　房室弁は，腱索により乳頭筋とつながっている。これは一見，弁を開く仕組みのように思えるが，実は弁が心房側に反転しないための仕組みである。乳頭筋は心室の中でも収縮が最も早く起こるところである。血液が動脈に送り出されるときに心房への逆流が起こらないように，あらかじめ身構えているのだ。

　それでは，腱索と乳頭筋はどのようにしてできるのだろう？　最初は物理的刺激がきっかけと考えられている。もともと心内膜床は筋性の組織で心室筋とつながっているが，ここに血液が流れるようになると浸食 underpining が起こる（図

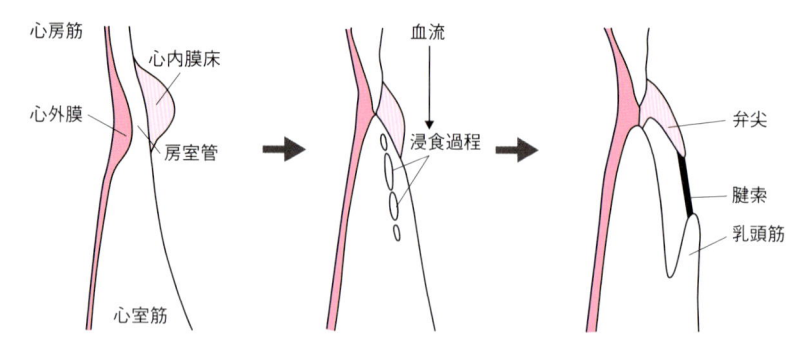

図39 腱索と乳頭筋の発生（山岸敬幸，他編．先天性心疾患を理解するための臨床心臓発生学．メジカルビュー社，東京，2007より許可を得て改変）

39中）．その後，心内膜床とつながる筋肉の一部が結合組織へと変化して腱索となる．この時期に，心内膜床も軟らかい組織から緻密な組織へと変化して弁尖となり，心室側で残った筋肉は乳頭筋となる（図39右）．

2）半月弁
■ 3つの弁尖の形成

　胎生4～5週（胎生30日頃）に，左右の円錐動脈幹隆起の癒合により円錐動脈幹中隔が形成され，大動脈と肺動脈，および右室と左室の流出路が分離される．

メモ7● 左脚ブロックで僧帽弁逆流が起こりやすい理由

　左室には2つの乳頭筋（前乳頭筋と後乳頭筋）がある．それでは僧帽弁の2つの弁尖の片方に前乳頭筋からの腱索，他方に後乳頭筋からの腱索がつながっているのかというと，そうではない．前乳頭筋から僧帽弁の2つの弁尖の前方に，後乳頭筋から僧帽弁の2つの弁尖の後方に，腱索がつながっている．

　乳頭筋は心室の中で最も早く収縮するが，収縮するためにPurkinje線維が比較的近位部の脚から分岐している．前乳頭筋には左脚前枝からPurkinje線維が伸びており，後乳頭筋には左脚後枝からPurkinje線維が伸びている．これからわかることは，左脚ブロックがあると僧帽弁の逆流を防ぐ乳頭筋の早期の収縮が起こらなくなることである．そのため，僧帽弁逆流が起こりやすくなる．また，左脚前枝ブロックあるいは後枝ブロックでも前乳頭筋あるいは後乳頭筋の早期の収縮がそれぞれ起こらなくなるので，やはり僧帽弁逆流が起こりやすくなることが予想される．

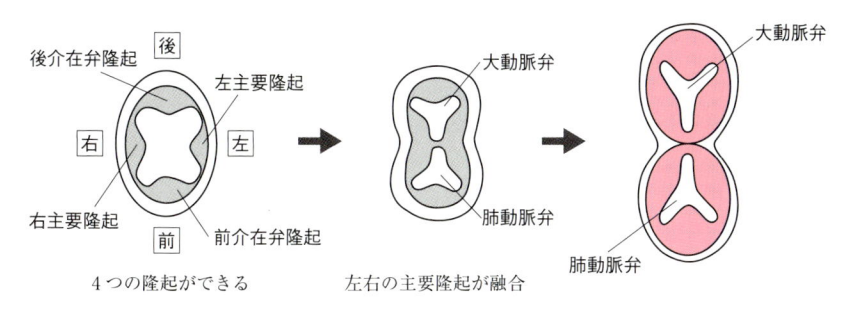

図40　大動脈弁と肺動脈弁の形成：3つの弁尖の形成（山岸敬幸，白石公 編．先天性心疾患を理解するための臨床心臓発生学．メジカルビュー社，東京，2007 より許可を得て改変。Moore KL, et al. The Developing Human : Clinically Oriented Embryology. 6th ed. WB Saunders, Philadelphia, 1998 に基づく）

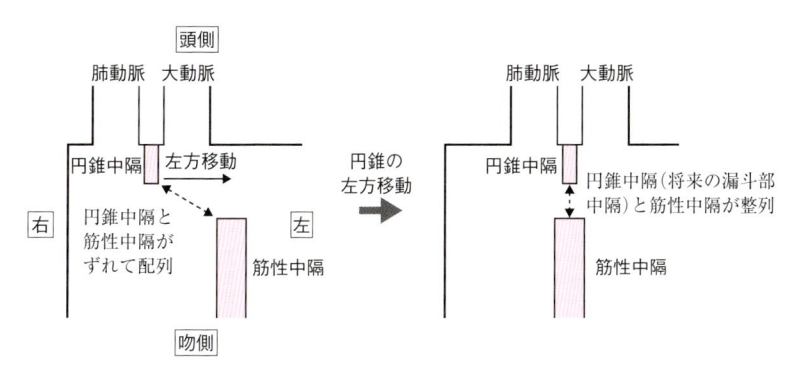

図41　円錐の左方移動

　この時期に，動脈幹の起始部（円錐部と動脈幹の境界部）に小結節が4つできる。名前はどうでもよいのかもしれないが，左右の隆起を左主要隆起・右主要隆起，腹側・背側のものを前介在弁隆起・後介在弁隆起と呼ぶ（図40左）。円錐動脈幹隆起が融合して流出路と大動脈・肺動脈間の中隔ができるとき，この左右の主要隆起も融合する（図40中）。その結果，介在弁隆起に対抗する形の2つの隆起となり，大動脈・肺動脈いずれにも3個の弁隆起の結節が形成され，3尖弁となる（図40右）。

　円錐動脈幹はもともと右室から出ていた。このままでは大動脈も肺動脈も右室から出ることになってしまう。先天性心疾患でいうところの両大血管右室起始 *double outlet right ventricle* (*DORV*) である。そこで，DORVとならないために円錐の左方移動が起こる（図41）。つまり，房室管・円錐とも移動するが，房室管は右方に，円錐は左方に移動し，これらによって大動脈は左室，肺動脈は右室から起始するようになる。

> ●ポイント●
> 発生中に側方移動する2構造物
> ● 房室管口……右方移動
> ● 円錐中隔……左方移動

7 刺激伝導系の発生

1) 刺激伝導系でも結節とHis-Purkinje系は別物

　心臓は，心房がまず収縮（興奮）し血液を心房から心室に送り込んだ後，流出路を除く心室全体がほぼ同時に収縮（興奮）し血液を動脈に送り出す．最後に流出路が収縮（興奮）し血液の動脈から心室への逆流を防ぐ．このように，心臓が最適な順番・最適なタイミングで収縮（興奮）するために「刺激伝導系」が備わっ

> **メモ8● 後付けの心臓発生は英語の構造に似ている？**
>
> 　心臓の進化発生は建て増し型であることを説明した．これは，いろいろな状況変化に対応するためにそうせざるを得なかったと考えることができる．心臓はもともと魚類と同じ円筒状心臓として発生するが，肺循環を確立するために，右心系と左心系を備える必要があった．そのため，心室への入り口のもともと左室側にあった房室間口が右方に拡張して左室と右室の両方にまたがるようになり，もとともは心室の出口の右室側にあった円錐中隔が左方に拡張して左室と右室の両方にまたがるようになったのだ．
> 　右心系と左心系を作るために心室が折れ曲がり，心尖部から心基部に興奮が進むには新しい刺激伝導系が必要となった．そこで新しくHis-Purkinje系という心室の刺激伝導系が発生した．このように心臓の発生は，様々な変化に適応するために次々に新しい機能を付加するようになっており，いかにも建て増し型である．
> 　心臓発生はなんだか中高生時代に習った英語に似ている感じがする．日本語で「僕は友達の家に妹を連れてビデオゲームをしに行った」となる文が，英語では
> 　"I went to my friend's house with my sister to play video games"
> となる．つまり"I went（僕は行った）"という骨格の文章に，まず"to my friend's house（友達の家へ）"を付け足し，次に"with my sister（妹を連れて）"，さらに"to play video games（ビデオゲームをしに）"を付け加えている．

ている。刺激伝導系は上から順に，洞房結節→（心房内刺激伝導系）→房室結節→His束→脚→Purkinje線維となっている。心房内刺激伝導系を括弧書きにしているのは，心房内に刺激伝導系が存在するかは議論の残るところだからである[➡拙著「そうだったのか！ 臨床に役立つ不整脈の基礎」参照]。

洞房結節・房室結節（合わせて「結節」と呼ぶ）とHis束・脚・Purkinje線維（合わせて「His-Purkinje系」あるいは「心室内刺激伝導系」と呼ぶ）は，いずれも刺激伝導系と一括りにされるが，実はこれらの性質はかなり（ある意味では180°）異なっている。代表的な例を挙げると，洞房結節・房室結節は活動電位の発生が電位依存性Ca^{2+}チャネルに依存しており，His-Purkinje系は電位依存性Na^+チャネルに依存している。また，興奮の伝導速度は心臓の中で洞房結節・房室結節が最も遅く，His-Purkinje系は最も速い。そもそも同じ枠内に括ることすら無理があるのかもしれない。

●ポイント●
刺激伝導系
● 洞房結節・房室結節 …………Ca^{2+}活動電位：伝導が遅い
● His束・脚・Purkinje線維……Na^+活動電位：伝導が速い

刺激伝導系は自動能を有することを特徴とする。自動能をもった細胞が最初に出現するのは，原始心筒の左静脈洞と心房の間である。そのとき，興奮は流入側から流出側へ直線状に広がる（図42左）。心ループが形成されても，最初は流入側から流出側へU字状に曲がりくねってはいるものの一本道で興奮が広がる（図42中）。つまり，心ループの下行脚（図42中右側）では上から下へ，上行脚（図42中左側）では下から上へと興奮が伝播する。これは心臓が1本の筒からなっており，血液が流入路側から流出路側へと一方向に運ばれるため，その順番で興奮が起こるのが好都合なのだ。

ところが，心室中隔ができると心室の刺激伝導系（His-Purkinje系）ができ，心房側では今までどおり上から下へ伝導するのに対して，心室側では右室と左室に分かれて下から上へ（心尖部から心基部へ）興奮が広がるようになる（図42右）。これによって，心房は上から下へ収縮が進むが，心室は下から上へ（心尖部から流出路に向かって）収縮が進み，血液を動脈方向に向かって効率よく送り出せるようになる。このように，心ループ形成のときから存在する結節細胞と，心室中隔ができる時期になってはじめて出現するHis-Purkinje系は，どうも由来が異なるようだ。

刺激伝導系の発生には，古くから2つの説がある。1つは固有心筋とは由来がもともと異なるとする「前特異化モデル」，もう1つは由来は同じだが後天的な

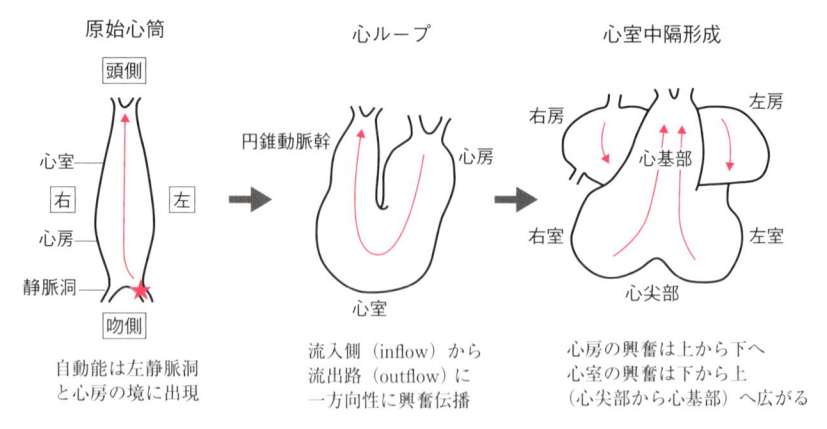

図42 興奮伝搬の方向の時系列変化。左：ヒト胎生21日頃，中：ヒト胎生25日頃，右：ヒト胎生29日頃。腹側（正面）像。

シグナルによって固有心筋と刺激伝導系心筋に分化するという「リクルートモデル」だ。最近，結節は前者の前特異化モデルに基づき，His-Purkinje系は後者のリクルートモデルに基づくことを支持するデータが集積してきている。まずはHis-Purkinje系の発生から見ていこう。

2）His-Purkinje系の発生
■ 神経細胞由来か筋細胞由来か？

心室筋細胞は図43[8]右にあるように長方形をしているが，刺激伝導系細胞（図43左では洞房結節細胞）は紡錘形をしており，形が神経細胞に似ていることから，刺激伝導系細胞は神経細胞由来 *neurogenic* か，筋細胞由来 *myogenic* かということが，刺激伝導系における長年の議論の的であった。

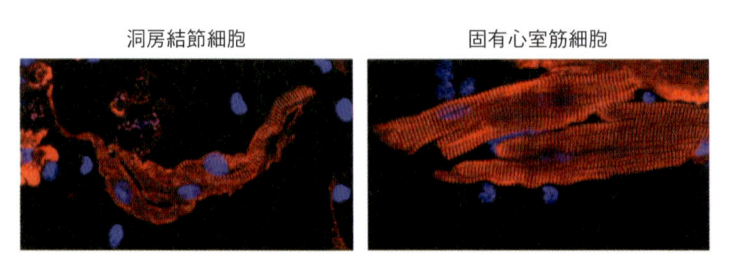

図43 刺激伝導系心筋（洞房結節細胞）と固有心室筋の形態。赤：アクチン，青：核。(Reprinted by permission from Macmillan Publishers Ltd : Kapoor N, et al. Direct conversion of quiescent cardiomyocytes to pacemaker cells by expression of Tbx18. Nat Biotechnol 2013 ; 31 : 54-62, copyright 2013)

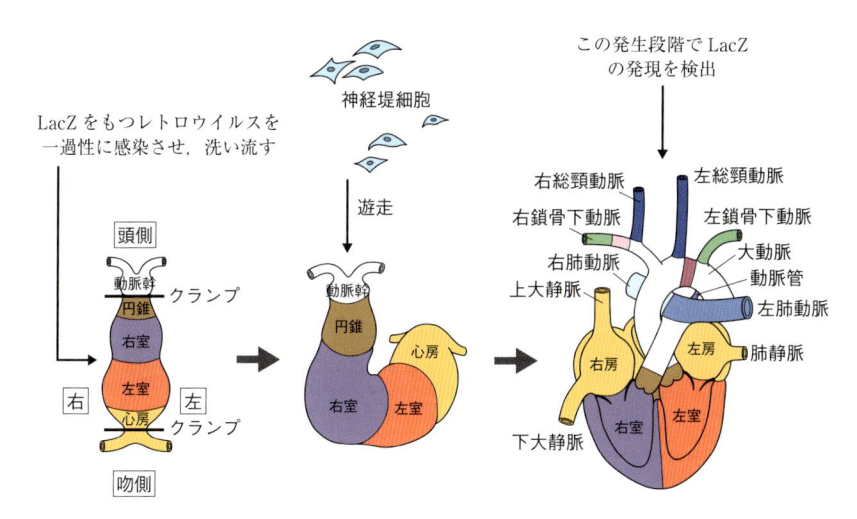

図44 追跡実験のデザイン。左：ヒト胎生21日頃，中：ヒト胎生25日頃，右：成体心。腹側（正面）像。（山岸敬幸，他．心大血管形態形成の分子メカニズム：bHLHタンパク質の役割．実験医学 1999；17：1298-304から許可を得て改変）

　この長年の疑問は，鳥類（ニワトリ）で現Gladstone研究所の三川隆博士らにより答えが得られた[9]。実にエレガントな実験〔追跡（トレーサー）実験〕であり，筆者のお気に入りの論文の1つだ。

　心臓に参加する主な心筋細胞は中胚葉の第1心臓予定領域あるいは第2心臓予定領域から発生し，心臓の神経は神経堤細胞から移動してくる［➡ p.65 参照］。すなわち，上記の長年の議論は「刺激伝導系は心臓予定領域由来か，神経堤由来か？」という質問に置き換えることができる。

　神経堤細胞は原始心筒がルーピングを起こす頃に移動してくる（図44）。そこで，ルーピングが起こる前の原始心筒の段階で流入路と流出路をクランプし，心筒内を*lacZ*という遺伝子をもったレトロウイルスを含む液で満たすと，レトロウイルスが少数の細胞に感染する。その後，クランプを解除しレトロウイルスを洗い流すと，新たにレトロウイルスが感染することはない。神経堤細胞は洗い流した後に心臓に移動してくるので，レトロウイルスが感染するチャンスはゼロということになる。

　LacZはX-galという基質と反応させることで青く発色させることができる。また，レトロウイルスはゲノムに入り込むので，一度レトロウイルスが感染した細胞は後々までLacZ発現が維持されトレースすることができる。レトロウイルスは少数の細胞にしか感染しないが，この発生段階の心筋細胞はまだ増殖するので，完成した心臓では数個の感染細胞から増殖した数個のコロニーとして観察されることになる。以上のことから，発生が進み心臓が完成した段階でLacZの染

弱拡大　　　　強拡大　　　　強拡大

LacZ陽性細胞のコロニー　　　　　　　　　線状のLacZ陽性細胞

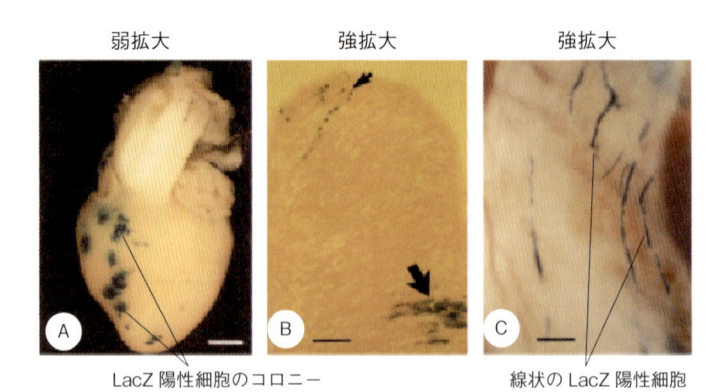

図45　トレース実験結果。A：弱拡大像，右下白線：キャリブレーション500μm。B：強拡大像，左下黒線：キャリブレーション100μm。太い矢印：島状の細胞集団，細い矢印：線状の細胞集団。C：強拡大像，左下黒線：キャリブレーション100μm。(Gourdie RG, et al. Terminal diversification of the myocyte lineage generates Purkinje fibers of the cardiac conduction system. Development 1995 ; 121 : 1423-31, The Company of Biologistsより改変)

色を行い，もし刺激伝導系が青く染まれば筋細胞由来，染まらなければおそらく神経細胞由来と考えられる，というロジックが成り立つ。

　発生が進み心臓が完成した段階でのLacZの染色を図45[9]に示す。図45Aは弱拡大像であるが，数個の青く染まった心筋細胞のコロニーがみられる。これを強拡大にしてみると（図45B），島状に染まった部分（右下太い矢印）と線状に染まった部分（左上細い矢印）がある。図45Cは別の強拡大像であるが，線状に青く染まったPurkinje線維が観察される。したがって，刺激伝導系のHis-Purkinje系は筋細胞由来であることが示された。

■ 固有心筋と刺激伝導系心筋を分ける分子機構

　次に問題となるのが，固有心筋と刺激伝導系心筋を分ける後天的シグナルは何か，である。これにヒントを与えたのが，血管周囲にLacZ陽性コロニーがみられた図46[9]である。血管周囲でみられるコロニーでは，血管に近い細胞が紡錘形をしており（小矢印），血管から少し離れた細胞は長方形をしている（大矢印）。すなわち，血管近傍の細胞が刺激伝導系細胞で，血管から遠い細胞が固有心筋細胞である。このことから，血管から何らかの後天的シグナルが出ており，それが刺激伝導系心筋への分化に関わっていることが示唆される。この1枚の顕微鏡写真だけでそこまで推測する発生研究者はさすがである。

　そこで次に，血管内皮細胞から分泌される様々なサイトカインを発生初期の心筋細胞に添加する実験が行われた。その結果，エンドセリン-1を加えるとPurkinje細胞に分化することが観察されている[10]。これは実に巧みな仕組みに思え

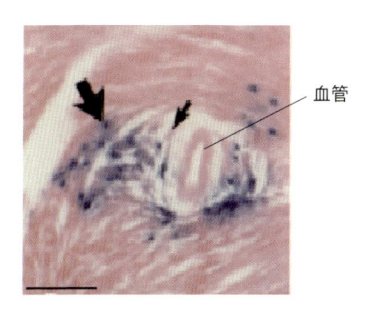

図 46 血管周囲のレトロウイルス感染細胞。大矢印：血管から遠い矩形の心筋細胞。小矢印：血管に近い紡錘形の心筋細胞。（Gourdie RG, et al. Terminal diversification of the myocyte lineage generates Purkinje fibers of the cardiac conduction system. Development 1995 ; 121 : 1423-31, The Company of Biologists より改変）

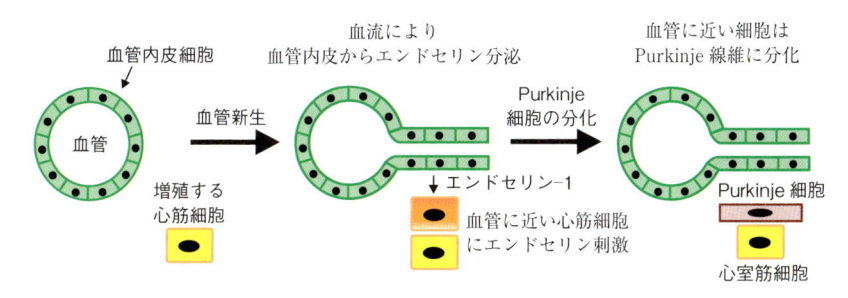

図 47 心室筋細胞と Purkinje 線維の分化機構

る。心室が大きくなりその壁が厚くなると，心内腔からの拡散だけでは血液を供給できなくなるので，冠動脈が形成される。同様に，心室が大きくなると，心室を同時に興奮させるために刺激伝導系が必要となる。そこで，血流により冠動脈の内皮細胞にずり応力がかかると分泌されるエンドセリン-1 を分化シグナルに利用している，というわけである（図 47）。

■ 哺乳類の Purkinje 線維の発生

　以上は，あくまでも鳥類（ニワトリ）での Purkinje 線維の発生機構である。では，哺乳類でも同じなのだろうか？　鳥類では Purkinje 線維が血管に沿っているが，哺乳類では血管に沿っておらず心内膜下にあるので，どうも異なるようだ。最近，哺乳類でもシグナルこそ違うが，Purkinje 線維が筋細胞由来であることを示唆するデータが得られた。

　哺乳類では「ノッチ（Notch）」と呼ばれるシグナルが Purkinje 線維への分化に関与する。Notch シグナルが入ると Purkinje 線維の密度が増加する。Notch シ

グナルは，2つの異なる種類の細胞が接合する部分で細胞-細胞間シグナルとして働く．片方の細胞がNotchリガンドを細胞表面に提示し，他方の細胞がNotch受容体を発現し，このリガンドと受容体が結合すると受容体側の細胞でシグナル伝達を開始させる．おそらく，心内皮細胞にNotchリガンドが発現し，心筋細胞にあるNotch受容体に作用して刺激伝導系細胞への分化を誘導するのだろう．このため，哺乳類ではPurkinje線維が血管周囲ではなく心内膜下に存在すると考えられる．iPS細胞［→ p.133参照］でも，心室筋細胞に分化させた後にNotchリガンドを投与すると，Purkinje線維様の活動電位が記録されることがわかっている．

3）洞房結節・房室結節の発生
■ 洞房結節・房室結節は第3心臓予定領域由来？

形質転換により固有心筋と同じ系譜から形成されるHis-Purkinje系と違って，結節細胞はもともと固有心筋とは由来が異なることが，最近（2013年），これも鳥類で三川博士らのグループによって明らかとなった[11]．こちらは力技の実験で，発生段階の初期に脂溶性色素を細胞に注入し，それを追跡する予定運命図 *fate mapping* を行っている．心臓原基では，Nkx2.5をマーカーとする第1心臓予定領域は外側前方，Islet1をマーカーとする第2心臓予定領域は内側後方に位置する．そこで，この原始心筒形成直前で自動能出現直前の心臓原基，あるいはその周辺の様々な場所に脂溶性色素を注入し，原始心筒での自動能出現部位との一致，および活動電位の特性の検討を行うという，ものすごく根気がいりそうな実験である．

その結果を図48[11]に示す．図48左は，心臓原基形成時期の胚を，将来背側

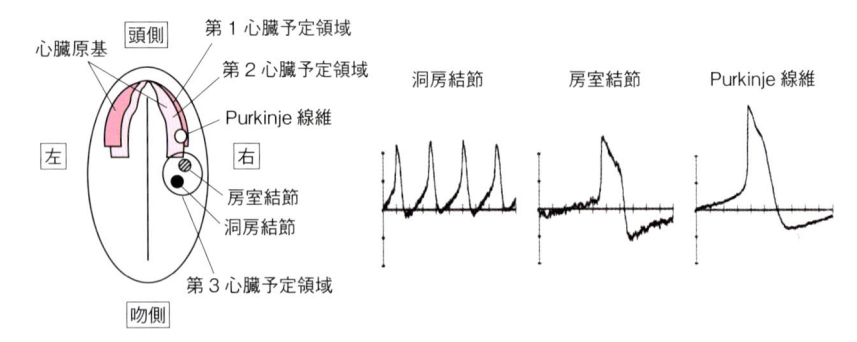

図48　第3心臓予定領域．左：胎生18日頃，胚を将来背側となる方向から見た図．(Bressan M, et al. Early mesodermal cues assign avian cardiac pacemaker fate potential in a tertiary heart field. Science 2013 ; 340 : 744-8. Reprinted with permission from AAAS)

になる方向から見た図である．第1・第2心臓予定領域よりも吻側の別々の場所から洞房結節・房室結節が発生することが示された．活動電位の形状もそれぞれ異なっており，成体心での各部位の活動電位の特徴と一致する．ちなみに，Purkinje線維は心室筋が発生する第1心臓予定領域から発生することも，この実験で再確認されている．このように，洞房結節・房室結節が発生する領域を「第3心臓予定領域 tertiary heart field」と呼ぶことが提唱されている．

Purkinje線維への分化に関わる因子は，鳥類ではエンドセリン-1，哺乳類ではNotchシグナルである．それでは，中胚葉細胞が洞房結節細胞に分化するときに関わる因子は何だろう？ そのヒントとなったのが，Wntシグナルの1つWnt8cとWnt阻害因子であるクレッセント Crescent の発現の違いである[11]．Wnt8cは胚の吻側に発現し，第3心臓予定領域はWnt8c発現領域に位置する．一方，クレッセントは頭側にあたり，Purkinje線維になる領域はクレッセント発現領域にあたる．第3心臓予定領域（房室結節予定領域）にクレッセントを強制発現させると自動能が低下する．一方，Purkinje線維になる領域にWnt8cを強制発現させると自動能が亢進する．このことから，中胚葉細胞が洞房結節細胞にコミットメントするのにWnt8cが関与していると考えられる．

洞房結節の発生に関する研究は鳥類で行われたもので，哺乳類での検討はなされていない．Purkinje線維発生における鳥類・哺乳類の違いのように，由来は同じでもシグナルが異なる可能性があり，今後の展開を注視する必要がある．

メモ9● 「第3心臓予定領域」は苦肉の命名

もともと，第1心臓予定領域・第2心臓予定領域は日本語で第1次心臓予定領域，第2次心臓予定領域と呼ばれていた．これは，まず心臓形成に関与する領域を第1次，遅れて心臓形成に関与する領域を第2次と名づけたという時系列を重視した命名だった．ところが，洞房結節・房室結節となる領域が見つかり英語で tertiary heart field と名づけられたが，これは第2次心臓予定領域よりも先に心臓形成に関与するので，第3次とするのは誤解を招く可能性がある．そこで，第1次心臓予定領域・第2次心臓予定領域からも「次」をとって「時系列とは無関係ですよ」という意味が込められたようだ．

ナトリウム利尿ペプチドが，もともとはANPが心房性ナトリウム利尿ペプチド，BNPは脳性ナトリウム利尿ペプチドであったが，BNPは心室に発現が多いことからそれぞれA型・B型と捉え直し，内皮細胞から同定されたものも内皮型（E型）ナトリウム利尿ペプチドとせずにC型ナトリウム利尿ペプチド（CNP）と名づけられたことを思い出させる．

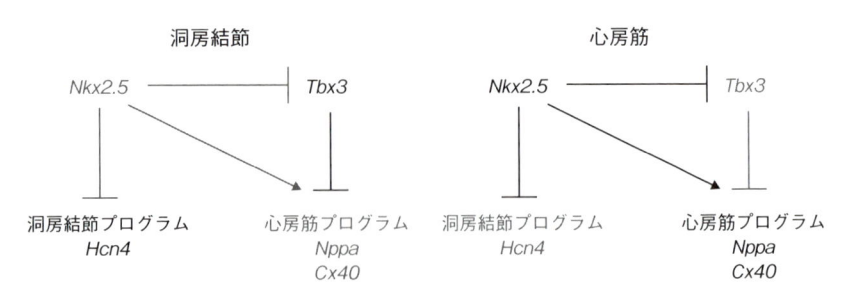

図49 洞房結節と心房筋の違いの分子機構。Nkx2.5：心臓特異的転写因子。

■ 洞房結節が右側に局在する分子機構

　自動能をもつ洞房結節は，過分極により活性化チャネル陽イオン電流（I_f）をもたらす $Hcn4$ 遺伝子によってコードされるチャネルが発現することを特徴とする。一方，心房筋は，心房性ナトリウム利尿ペプチド（ANP）をコードする $Nppa$，ギャップ結合チャネルの一種をコードする $Cx40$ を発現することを特徴とする。そこで，$Hcn4$・$Nppa$・$Cx40$ の発現を指標として，心房筋と洞房結節の分化を区別する分子機構の研究が行われている[12,13]。

　転写因子 Nkx2.5 は，$Nppa$・$Cx40$ の発現を誘導し，$Hcn4$ の発現を抑制する。また，$Nppa$ と $Cx40$ は転写因子 Tbx3 により発現が抑制される。洞房結節では，Tbx3 が発現して心房筋への分化を誘導するプログラム（心房筋プログラム）が OFF となり，心房筋特異的遺伝子の $Nppa$ と $Cx40$ の発現が抑制されている（図49左）。一方，心房筋では Nkx2.5 が発現しており，洞房結節への分化を誘導するプログラム（洞房結節プログラム）が OFF となり，洞房結節特異的遺伝子の $Hcn4$ の発現が抑制されている（図49右）。心房筋と洞房結節細胞の分化にも，T-ボックス型転写因子の1つが関わっているのだ。

　なかなかシンプルな説明だが，これだけではなぜ洞房結節が右側だけに存在するのかということまでは説明できない。ここで登場するのが，ノードの線毛上皮の働きで左側だけに発現する分子として説明した Pitx2c である。洞房結節の左右差にも Pitx2c が関係する。Pitx2c は左側の洞房結節だけで発現し，$Nkx2.5$ の発現を誘導する作用をもっている。すると，左洞房結節では本来は発現していない転写因子 Nkx2.5 が発現することとなり，心房筋プログラムが ON となる（図50右）。また，Pitx2c はマイクロ RNA［→用語解説］の miR-17～92 の発現を誘導する。miR-17～92 は Tbx3 の発現を抑制するために，左洞房結節では洞房結節プログラムが OFF となる（図50右）。このため左側の洞房結節は消失することとなる[14]。

```
     右洞房結節                          左洞房結節
  Pitx2c ──────▶ miR-17〜92         Pitx2c ──────▶ miR-17〜92
     │              │                   │              │
     ▼              ▼                   ▼              ▼
   Nkx2.5         Tbx3                Nkx2.5         Tbx3
     │  ╲           │                   │  ╲           │
     ▼    ╲         ▼                   ▼    ╲         ▼
 洞房結節プログラム 心房筋プログラム    洞房結節プログラム 心房筋プログラム
    Hcn4           Nppa                  Hcn4           Nppa
                    Cx40                                Cx40
```

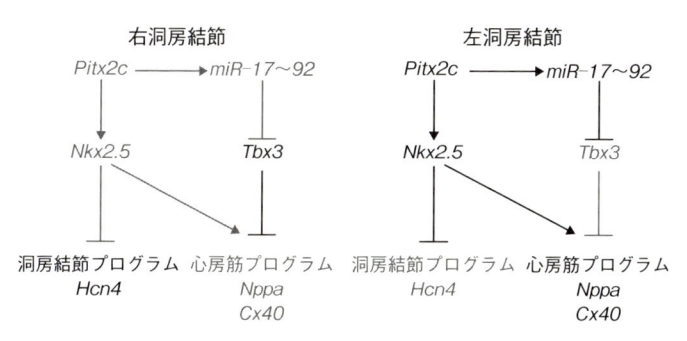

図50　洞房結節が右だけに生じる分子メカニズム

> **用語解説**
> ■ マイクロRNA
> 　以前から，細胞の中には約20塩基の小さなRNAがたくさんあることがわかっていたが，転写のし損ないによってできたゴミとして片づけられていた。ところが，最近このような小さなRNAはmRNAの3′側の非翻訳領域に結合し，そのmRNAの分解・翻訳抑制により蛋白発現の調節を行うことが明らかとなり，「マイクロRNA」と呼ばれるようになった。2015年4月時点でヒトでは1,881のマイクロRNAが同定されており（http://mirbase.org/），その数は日々増加している［➡拙著「そうだったのか！臨床に役立つ心血管ゲノム医学」参照］。
> 　ここで登場したmiR-17〜92は興味深いマイクロRNAであり，ヒトでは13番染色体長腕（13q31.3）に存在し，1つのプロモーターで6つの類似の遺伝子を標的とするマイクロRNAが転写される（miR-17，miR-18a，miR-19a，miR-20a，miR-19b1，miR-92a1）。

■ 房室結節の発生

　原始心筒のときには，心房と心室の間には房室管という伝導の比較的遅い部分があり，心房と心室は広い範囲で連絡している。ところが，成体心では心房と心室は房室結節と呼ばれる狭い領域だけで電気的に連絡しており，その他の部分では心房と心室の間の「線維輪 *annulus fibrosus*」と呼ばれる線維性組織で絶縁されている。このような発生中に起こる変化の過程で，次の2つのイベントが起こる。
①房室管の細胞がアポトーシスを起こして減少する。
②アポトーシスを起こしたスペースに線維性組織が形成される。
　図51では，単純化するためにルーピングなどの過程が起こらないものと仮定して，アポトーシスと線維輪形成が起こる過程をシェーマで示した。線維性組織

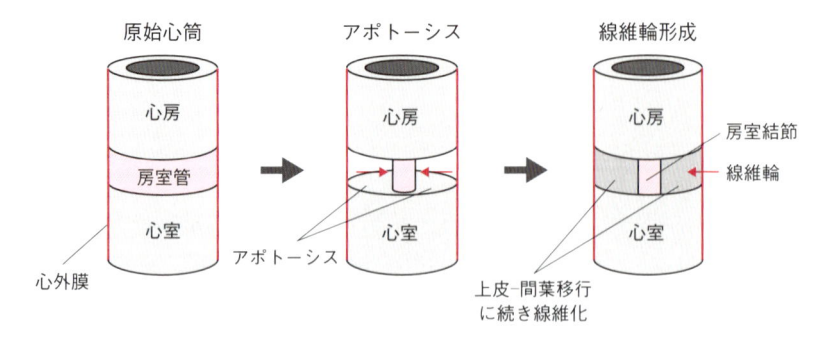

図51 房室結節の形成（古川哲史．目からウロコの心電図．ライフメディコム，東京，2012より許可を得て転載）

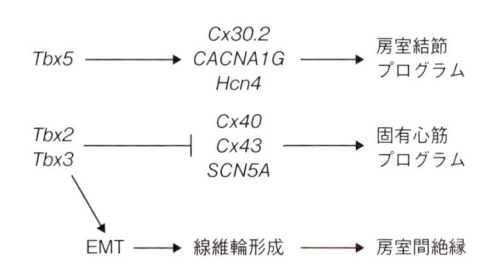

図52 房室結節と固有心筋の区別にはTbxが関与。EMT：上皮-間葉移行。

は，心外膜の分化の進んだ上皮細胞が上皮-間葉移行 epithelial-mesenchymal transition（EMT）により未分化な中胚葉細胞である間葉系細胞に脱分化し，その後，線維芽細胞に再度分化することにより形成される．

　房室結節形成のメカニズムはどのようになっているのだろう？ 房室結節は，伝導が遅く，活動電位が電位依存性 Ca^{2+} 電流により引き起こされ，自動能を有する．このような機能を達成するために，房室結節では伝導の遅いギャップ結合チャネル Cx30.2，Ca^{2+} チャネル CACNA1G，過分極活性化陽イオンチャネル Hcn4 を発現する．一方，固有心筋（心室筋）に発現する伝導の速いギャップ結合チャネル Cx40・Cx43，電位依存性 Na^+ チャネル SCN5A は，発現が抑制されている（図52）．洞房結節と同じことが起こるのだが，その分子機構は異なる．房室結節特異的遺伝子（Cx30.2, CACNA1G, Hcn4）の発現を誘導するプログラム（房室結節プログラム）のスイッチを ON にするには転写因子 Tbx5 が関与し，固有心筋特異的遺伝子（Cx40, Cx43, SCN5A）の発現を誘導するプログラム（固有心筋プログラム）のスイッチを OFF にするには Tbx2・Tbx3 が関与する［→p.101「WPW症候群」参照］[15, 16]．

　ここでも，固有心筋と刺激伝導系心筋の分化に T-ボックス型転写因子が関わっ

ている．T-ボックス型転写因子が心臓の異なる細胞への特異的分化にいかに重要な役割を果たしているかがわかるだろう．

8　冠動脈の発生

　生物の進化の過程で，冠動脈が出現するのは爬虫類以降である．これらの動物では肺呼吸を行い，動脈血と静脈血が分かれて流れる4つの心腔（2心房，2心室）をもっている（爬虫類は不完全であるが）．ヒトの心臓の発生過程でも，冠動脈がはじめて確認されるのは四腔形成が完成した後である．生物進化の過程やヒトの発生の過程において，それ以前は心筋が薄く，心内腔を流れる血液から拡散によって心筋へ酸素が供給される．心筋の厚さが増すと，心内腔からの拡散のみで

メモ10 ● 房室結節は心房-心室間にはない！

　最近，ある研究会で日本医科大学多摩永山病院の井川修教授が「房室結節はどこあるでしょう？ ①心房，②心房と心室の間，③心室」という三択の問題を出された．こう聞かれると，どうも②とは答えづらいし，さりとて心房あるいは心室という勇気もなかったのか，無回答がほとんどだった．実は，房室結節は心房に存在するのだ．図53は，右房を側壁で開いて中隔側を見ているものだ．中心に，膜性中隔を頂点としTodaro索・三尖弁輪・冠静脈洞入口部を3辺とする三角形がある．ここを「Kochの三角」と呼び，房室結節は心房の同部位に存在する．

図53　Kochの三角と房室結節．★：Kochの三角．（井川修．臨床心臓構造学：不整脈診療に役立つ心臓解剖．医学書院，東京，2011，p.135より許可を得て改変）

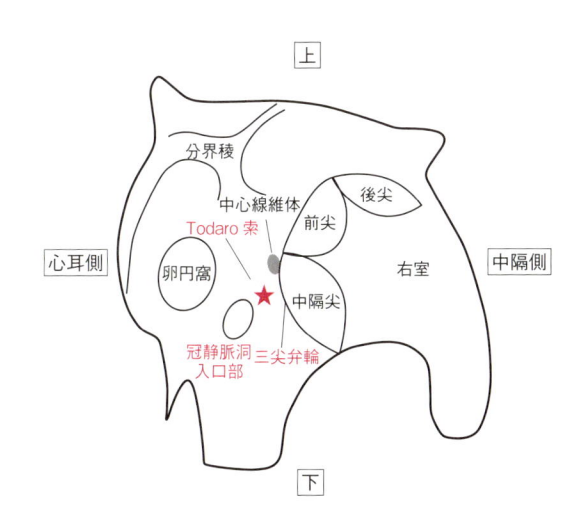

は外側の心筋は低酸素に陥るので，外側の心筋への酸素供給のために冠動脈が発達してくると考えられる．このため，冠動脈は低酸素に陥る心外膜側から形成される．ちょうど四腔が形成される頃に心筋の厚さが増し，拡散だけでは賄いきれなくなるのだろう．

1）心外膜は心外膜前駆組織から

　冠動脈の発生に重要な心外膜はどのように形成されるのだろう？ 心外膜は後から付け加わる組織の典型だ．原始心筒は，1層の心内膜細胞と1層の心筋細胞，およびこの間にある心ゼリーからなる．この時点で心外膜はまだ存在しない．心外膜は1層の細胞としてマウス胎生9.5日（ヒト胎生22日）頃に房室管の周囲から出現し，心房・心室へと広がっていく．

　以前は，心筋細胞が心外膜の上皮細胞（「筋上皮 myoepicardium」と呼ばれていた）に転換すると考えられていたが，のちに心外膜上皮細胞は心臓の外から移動してくることがわかった．これまで心臓を構成する領域には第1・第2・第3心臓予定領域の3つがあることを説明してきたが，それ以外にも心臓形成に参加する細胞がいくつかある．その1つが「心外膜前駆組織」である．

　図54 [17] は原始心筒が心臓周囲体腔に覆われ，流入側と流出側だけで中胚葉とつながったステージの胚を左側から見たものである．心外膜前駆細胞は，心臓周囲体腔を介して心臓と向かい合った臓側中胚葉の表面にできる．心外膜前駆組織は転写因子 WT1（Wilm's tumor-1）をマーカーとしており，中胚葉の未分化な細胞（間葉系細胞）からなる．心外膜前駆組織は，マウス胎生9.5日頃に心臓周囲体腔に突起を伸ばし，これが原始心筒の房室管に到達して上皮細胞となって心

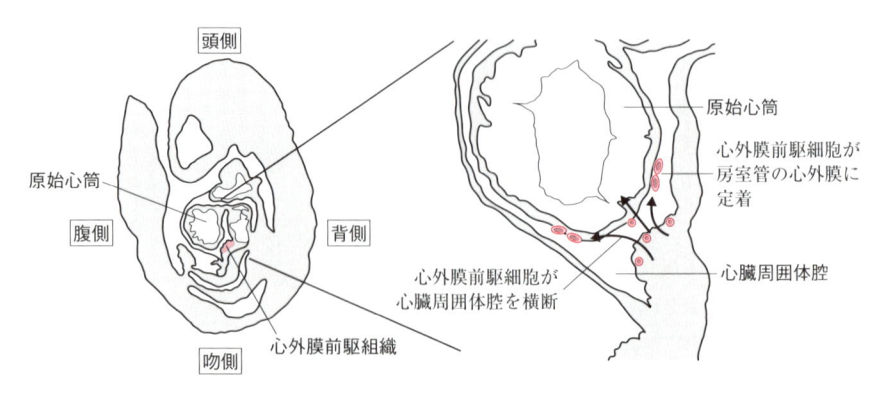

図54 心外膜前駆組織．ヒト胎生22日頃．胚を左側から見た側面像．（Imanaka-Yoshida K, et al. Interaction between cell and extracellular matrix in heart disease : multiple roles of tenascin-C in tissue remodeling. Histol Histopathol 2004 ; 19 : 517-25 より許可を得て転載）

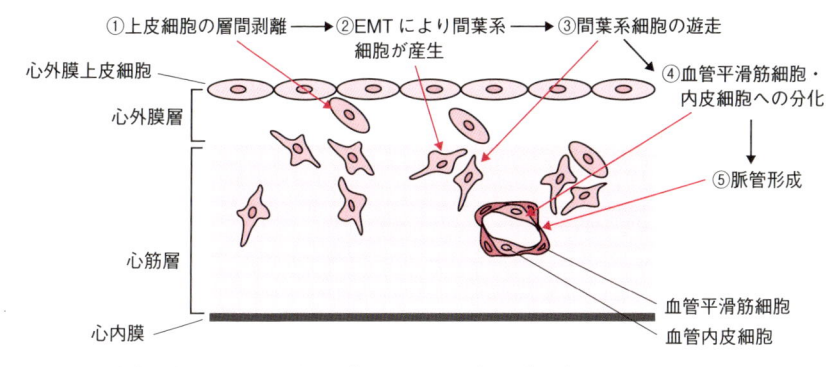

図 55　心外膜上皮細胞からの脈管形成。EMT：上皮-間葉移行。

臓を覆うようになる。心外膜ははるばる海（心臓周囲体腔）を渡ってやってくるのだ。

2）冠動脈は心外膜前駆組織から

　心外膜を覆った上皮細胞の一部は，層間剥離を起こして心外膜から心筋層内に遊走し，上皮-間葉移行を起こして間葉系細胞へ先祖返りする。間葉系細胞はその後，様々な刺激を受けて血管芽細胞・血管内皮細胞・血管平滑筋細胞・線維芽細胞，あるいは心筋細胞に分化する（図 55）。

　血管形成には，血管芽細胞と内皮細胞が管腔形成をする「脈管形成 *vasculogenesis*」と呼ばれる過程と，既存の血管から新たな血管が分枝する「血管新生 *angiogenesis*」と呼ばれる過程がある。冠動脈は，まず血管芽細胞と内皮細胞から脈管形成が起こり，続いてこれから新たな血管が分枝する血管新生が起こって形成される。

●ポイント●
血管形成
- 脈管形成……血管芽細胞と内皮細胞による管腔形成
- 血管新生……血管から新たな血管の分枝

3）冠動脈形成のトリガーは低酸素

　脈管形成には，血管内皮細胞増殖因子 *vascular endothelium growth factor*（*VEGF*）が関与する。VEGF は，低酸素によって転写が誘導される。冠動脈は心筋壁が厚くなり拡散では酸素供給が十分に行えなくなると発生してくるが，この過程で，心外膜上皮細胞が低酸素になり心外膜側で脈管形成が開始する（図 56）。すなわち，「低酸素→脈管形成」という生体がもつ防御反応が，発生でも利

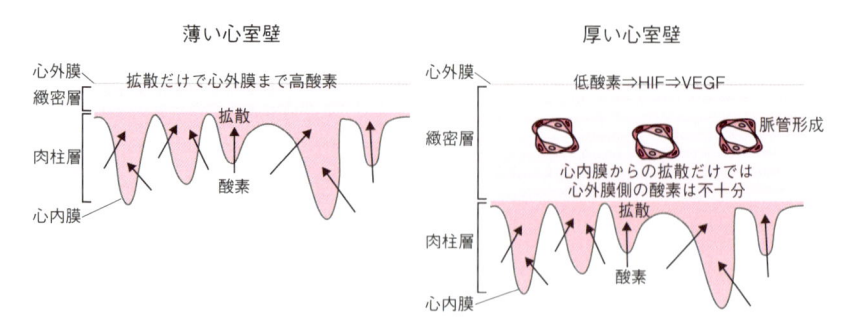

図 56 低酸素が脈管形成を誘導。HIF：熱ショック誘導因子，VEGF：血管内皮細胞増殖因子。

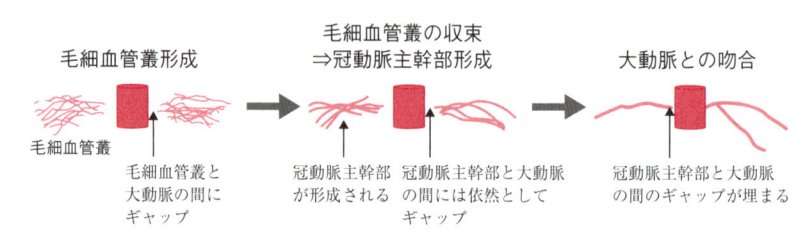

図 57 冠動脈起始部の発生

用されていることになる．冠動脈は，心外膜側で分布の密度が高く，心内膜側は密度が低いのはこれを反映している．

　面白いもので，成体心では発生段階と逆で，冠動脈は心外膜に豊富なので心内膜が低酸素になりやすく，労作性狭心症のときには心内膜下だけが虚血になる．これは，心筋の収縮により心内膜側の血管がより強く圧迫されて血流が低下しやすいためで，成体心と胎児心では虚血になりやすい場所が逆転する．

4）大動脈との吻合

　冠動脈は，大動脈弁の右冠尖と左冠尖からそれぞれ右冠動脈・左冠動脈が起始する．冠動脈が大動脈の起始部でどのように発生するかについては，まだ明らかにされていない．

　心外膜前駆組織から形成された血管内皮細胞が大動脈周囲に集まって，細かい網目状のネットワーク（毛細血管叢）を形成する（図 57 左）．それが収束して冠動脈の主幹部となり（図 57 中），大動脈起始部と吻合する（図 57 右）のだが，これには 2 つの説が提唱されている．大動脈側から血管新生が起こり，これと冠動脈主幹部が吻合するという「吻合説」と，冠動脈主幹部が大動脈壁内に入り込み，

大動脈腔に開口するという「侵入説」である。今のところ，後者が支持されているようである。

9　心臓の神経系の発生

1）心臓の神経支配

　心臓の神経の発生の説明に入る前に，まず心臓の神経支配について復習しよう。心臓の神経には，遠心性神経（運動神経）と求心性神経（知覚神経）がある。心臓は不随意筋なので，その運動神経は自律神経であり，脊髄に中枢をもつ交感神経と，脳幹に中枢をもつ副交感神経からなる。求心性神経は，副交感神経と並走する中枢知覚神経と，交感神経と並走する脊髄知覚神経からなる（図58）。交感神経と脊髄知覚神経を合わせて「心臓神経」，副交感神経と中枢知覚神経を合わせて「迷走神経」と呼ぶ。

メモ 11 ● 左冠動脈主幹部は神様の設計ミス？　　　　　　　神様が与えた試練？

　左冠動脈は，主幹部から前下行枝と左回旋枝に分かれて心臓の非常に大きな部分を灌流する。もしこの部分に異常が起こると，例えば血栓により閉塞すると，心臓という生命維持に必須の臓器の大きな部分が機能不全に陥ることになり，極めて不都合だ。脳では左右の前大脳動脈と中大脳動脈がWillis動脈輪を作って互いにつながっている。そのため，ある動脈が閉塞しても他の動脈からの血流で大事には至らずにすむようだ。生体はこのようにバックアップ機構を備えるように作られているものだが，左前下行枝はこのようにできていない。

　ある研究会でS先生はこれを「神様の設計ミス」と話されていたが，これに対してH先生は「神様は乗り越えられない試練は与えない。これは神様が心臓内科医と心臓外科医に与えた試練だ」と言っている。いずれにしても，左冠動脈主幹部は生体の中で他に例を見ないバックアップ機構をもたない危険な構造をしている。

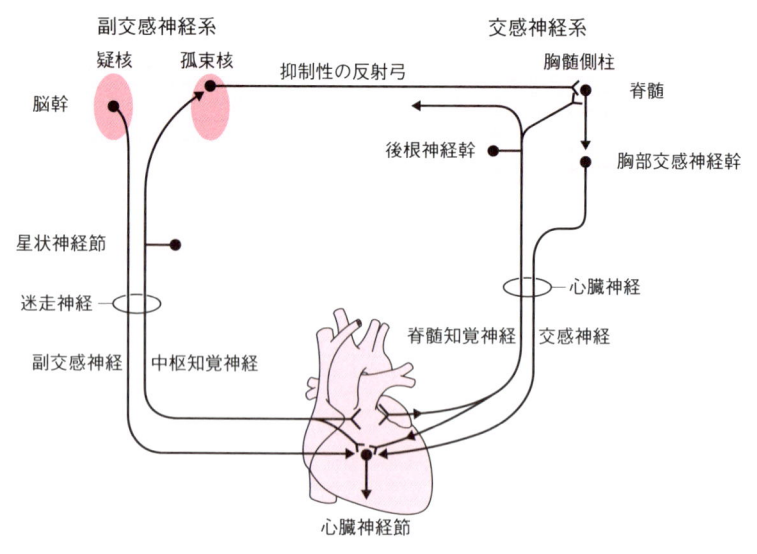

図58 心臓の神経支配

●ポイント●
心臓神経と迷走神経

	遠心性神経（自律神経）	求心性神経（知覚神経）
心臓神経	交感神経（脊髄に中枢）	脊髄知覚神経
迷走神経	副交感神経（脳幹に中枢）	中枢知覚神経

　自律神経は，1次ニューロンと2次ニューロンからなり，末梢で1回シナプスにより神経を乗り換えることを特徴とする。1次ニューロンは，交感神経も副交感神経もアセチルコリンを神経伝達物質とするコリン作動性ニューロンである。2次ニューロンは，副交感神経はコリン作動性ニューロンであるが，交感神経はノルアドレナリンを神経伝達物質とするアドレナリン作動性ニューロンである。

■ 副交感神経
　副交感神経は脳幹（疑核と呼ばれる部位）から起始しており，心臓周囲にある心臓神経節で神経を乗り換える。心臓神経節は，心室に比べて心房に豊富に存在する。心房に存在する心臓神経節は洞房結節・房室結節周囲・上下大静脈起始部・肺静脈起始部・左右心耳・心房中隔に存在し，心室の心臓神経節は大動脈・肺動脈起始部・房室溝に存在する（図59）。

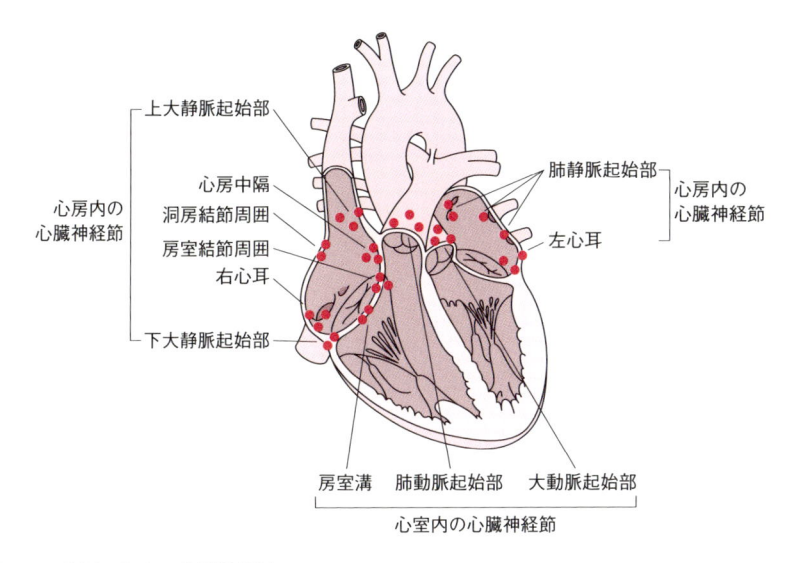

図 59　心房・心室の心臓神経節

■ **交感神経**
　交感神経は胸髄（Th1～Th4）の側柱 *lateral column* と呼ばれる部位から起始し，傍脊髄の交感神経幹で神経細胞を乗り換える。

■ **知覚神経**
　心臓の知覚神経には，
・迷走神経内で副交感神経と並走する中枢知覚神経……星状神経節に細胞体をもち脳幹の孤束核と呼ばれる部位に投射する
・心臓神経内で交感神経と並走する脊髄知覚神経……後根神経節に細胞体をもつ

の2つがある。中枢知覚神経は，孤束核で抑制性ニューロンに神経を乗り換え，脊髄側柱の交感神経中枢にシグナルを送る抑制性の反射弓を形成する。後根神経節の細胞は，サブスタンスPを神経伝達物質にもち痛覚を感知する知覚神経である。冠動脈閉塞により活性化されるので，狭心痛の知覚に関わっていると考えられる。

2）心臓神経は神経堤から発生
　心臓の神経も，第1・第2・第3心臓予定領域とは異なる場所から発生する。心臓神経の発生はまだ研究がそれほど進んでいないが，少なくとも3つの原則が知られている。
・心臓神経は神経堤細胞に由来する。

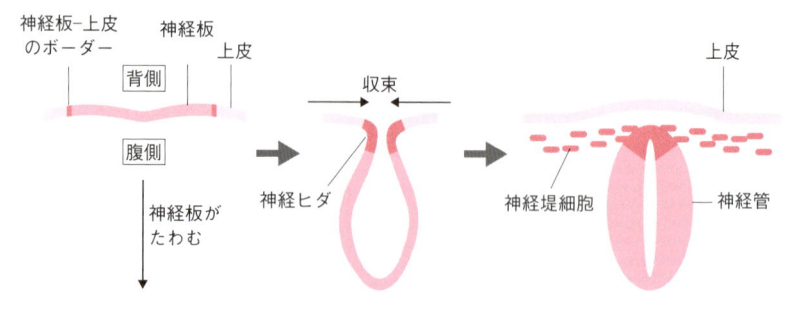

図 60　神経堤細胞。左：ヒト胎生17日頃，中：ヒト胎生19日頃，右：ヒト胎生22日頃。

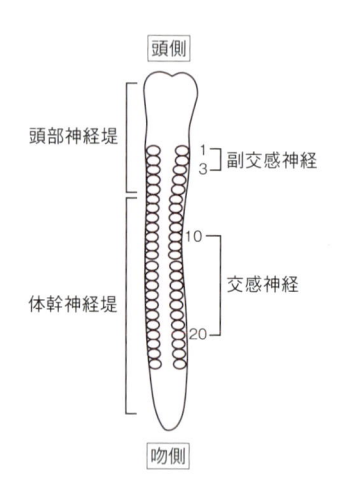

図 61　神経堤：頭部神経堤と体幹神経堤

・心臓神経の発生は遅く，出生後もまだ完全に機能していない。
・副交感神経支配のほうが交感神経支配よりも早く発達する。

　Pax3をマーカーとする神経堤細胞は，多彩な細胞に分化する能力をもつことと，神経管周囲から遊走して全身の様々な臓器に分布することが特徴であった[➡ p.20 参照]。神経管が形成される時期に神経管と神経上皮の間に位置する細胞（図60濃いピンク）で，神経管が閉鎖されると遊走を始める。

　神経堤細胞は頭から肛門まで，脊髄の端から端まで存在する。体節の1～5までを頭部神経堤 cranial neural crest，体節6以下を体幹神経堤 trunk neural crest と呼ぶ。心臓の副交感神経は頭部神経節の第1～3体節に由来し，ここを心臓神経堤 cardiac neural crest と呼ぶこともある。心臓の交感神経は，体幹神経堤の第10～20体節に由来する（図61）。

　心臓に参加する神経堤細胞は，2段階の遊走を行って心臓にたどり着く。第1段階では，神経管周囲から咽頭弓に遊走し，咽頭弓動脈の周囲に一度定着する。次いで第2段階として，咽頭弓から心臓へと遊走する（図62）。そこで，心臓神

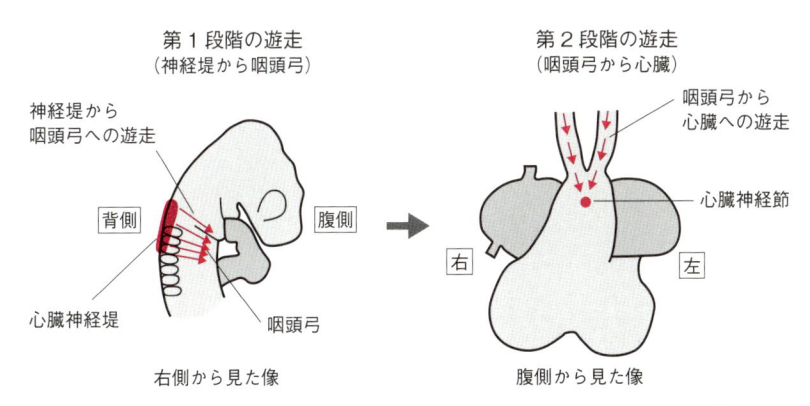

図62 神経堤細胞の2段階の遊走。左：ヒト胎生25日頃，右側から見た側面像。右：ヒト胎生29日頃，腹側から見た正面像。

経節や，大動脈と肺動脈の間の中隔を形成したり，半月弁形成に参加したりする。

3）心臓神経発生の分子機構

神経堤細胞から自律神経への分化を誘導するシグナルは，線維芽細胞増殖因子（FGF）と骨形成蛋白（BMP）である。これらが自律神経のマスター因子である

メモ12 ● 自律神経も病態時に先祖返りする

　心不全・心肥大では様々な遺伝子プログラムが胎児期のプログラムに戻ることが知られている。例えば，胎児期には収縮速度の遅いβミオシン重鎖が発現しているが，成人になると収縮の速いαミオシン重鎖が発現するようになり，血液を効率よく心臓から駆出できるようになる。ところが，心不全・心肥大のなどの病態下では再び胎児型のβミオシン重鎖が発現するようになり，心機能に悪影響を及ぼすようになる。これを「遺伝子の先祖返り」と呼んでいる。

　自律神経でも同じことが起こっているようだ。アドレナリン作動性ニューロンのマーカーであるチロシン脱水素酵素（TDH）とコリン作動性ニューロンのマーカーであるコリントランスポーターで心臓の神経系を染色すると，心不全下でアドレナリン作動性ニューロンがコリン作動性ニューロンになることが示された[18]。これから考えても，コリン作動性ニューロンが自律神経のデフォルトであり，心不全になると先祖返りしてアドレナリン作動性ニューロンがコリン作動性ニューロンになると考えることができる。

「Mash（mammalian achaete scute homolog）」と呼ばれる転写因子の発現を誘導し，自律神経への分化が行われる．その後，交感神経と副交感神経に分化するが，そのシグナルはまだよくわかっていない．交感神経・副交感神経いずれの 1 次ニューロンもコリン作動性であることから，コリン作動性がデフォルトでこれに何らかのシグナルが働き，チロシンをドーパに変換するチロシン脱水素酵素が発現するとアドレナリン作動性に形質転換するものと考えられている．

10　大血管系の発生

1）大動脈弓の発生

■ 咽頭弓動脈から発生する大動脈弓

胎生 4 〜 5 週に，胎児の頸部器官として左右対称に 6 対の咽頭弓 *pharyngeal arch* が形成され，これに沿って咽頭弓動脈が形成される．咽頭弓動脈は，動脈幹の頭部に連なる大動脈嚢 *aortic sac* から起始し，背側大動脈につながる（図 63 左）．6 対の咽頭弓動脈が左右対称に頭側から尾側に順番に発生するが，第 I・II 咽頭弓動脈は発生後速やかに消失し，第 V 咽頭弓動脈は最初から形成されないか，やはり形成されてもすぐに消失する．最終的に第 III・IV・VI 咽頭弓動脈が残り，リモデリングを受けて大動脈弓が形成される．

■ 咽頭弓動脈のリモデリング

咽頭弓動脈のリモデリングによって，大動脈・肺動脈・動脈管・総頸動脈・鎖

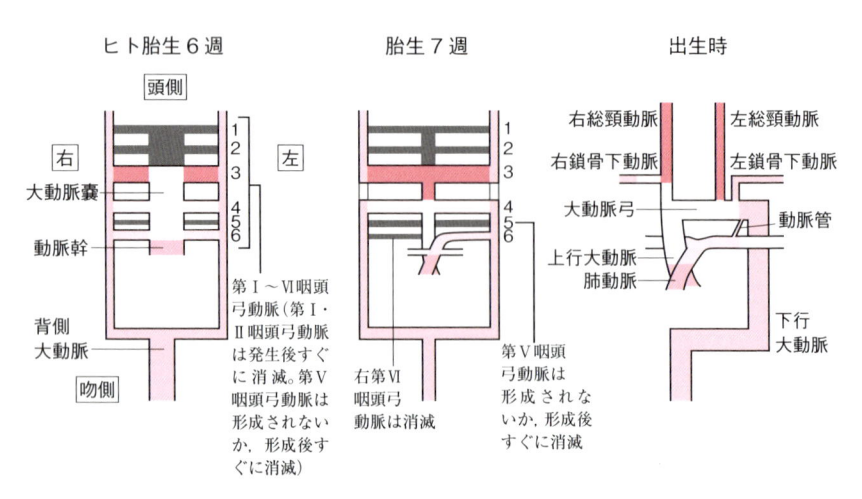

図 63　咽頭弓動脈から大動脈弓の形成．腹側（前面）から見た正面像．

表2　咽頭弓動脈と大血管の関係

	右	左
第Ⅲ咽頭弓動脈	総頸動脈 内頸動脈の起始部	総頸動脈 内頸動脈の起始部
第Ⅳ咽頭弓動脈	右鎖骨下動脈	大動脈弓（左総頸動脈と左鎖骨下動脈の間）
第Ⅵ咽頭弓動脈	消滅	肺動脈分岐部 動脈管

骨下動脈などが形成される（図63右）。咽頭動脈弓は心ループ形成とともに左側優位に発達し，左右非対称の形態となる（図63中）（表2）。

・第Ⅲ咽頭弓動脈：左右の総頸動脈と内頸動脈の起始部を形成する。
・第Ⅳ咽頭弓動脈：左側は左総頸動脈と左鎖骨下動脈の間の大動脈弓となる。右側は右鎖骨下動脈の起始部を形成する。
・第Ⅵ咽頭弓動脈：右側第Ⅵ咽頭弓動脈は消失し，左側第Ⅵ咽頭弓動脈だけが残り，肺動脈の分岐部と動脈管を形成する。肺動脈末梢は肺原基から発生し，肺動脈起始部は動脈幹から発生する。左側第Ⅵ咽頭弓動脈はこの間に入り込む。
・大動脈嚢：上行大動脈を形成する。上行大動脈の起始部は動脈幹から形成され，横行大動脈は左側第Ⅳ咽頭動脈弓から形成される。この上行大動脈の起始部と横行大動脈の間の上行大動脈が大動脈嚢によって形成される。
・背側大動脈：左右対称に発生するが，右側は消失し，左側は下行大動脈となる。背側大動脈は分節間動脈を分岐するが，第7分節間動脈は鎖骨下動脈を形成する。第10以下の分節間動脈は肋間動脈となる。

■ 大動脈弓発生の分子機構

血管形成にも，脈管形成と血管新生の2段階がある。

a）脈管形成

中胚葉の一部が，造血系と血管系に共通の前駆細胞である「造血・血管系前駆細胞 hemangioblast」に分化する。胎生3週の中頃に，造血・血管系前駆細胞は「造血系前駆細胞」と「血管内皮系前駆細胞」に分化して，臓側中胚葉に「血島 blood island」が形成される。血島では，1層の血管内皮細胞が内腔を形成し，造血系細胞を内腔に蓄えながら互いに融合して，背側大動脈・大動脈嚢の原基となる「原始血管網」が形成される。これらの原始血管網の形成過程を「脈管形成」と呼ぶ。

b）血管新生

均一な血管叢であった原始血管網から，萌出・嵌入により新たな血管が形成され，動静脈の分化が始まり，血管内皮細胞に平滑筋細胞と周皮細胞 pericyte による裏打ち構造が形成される。裏打ち構造が形成された血管は存続し，されなかっ

た一部の血管は退縮してリモデリングされ，枝分かれした大小の血管からなる成熟した血管系が構築される．この血管系の形成過程を「血管新生」と呼ぶ．

＊　　　　＊　　　　＊

　動脈と静脈の分化は，膜型のリガンド EphrinB2 とその受容体 EphB4 によって行われる．EphrinB2 は動脈の内皮細胞に，EphB4 は静脈の内皮細胞にそれぞれ特異的に発現し，互いに抑制し合うことにより，動脈系と静脈系の分化が行われる．

> ●ポイント●
> 動脈と静脈の分化
> ● 動脈……リガンド EphrinB2
> ● 静脈……受容体 EphB4

2) 神経堤細胞が関与する流出路：大動脈・肺動脈起始部の形成

　発生の最後に，流出路から大動脈・肺動脈の起始部の形成を説明する．最後となったが，この過程は様々な心疾患と関わるので，気を抜かずに読んでいただきたい．流出路から大動脈・肺動脈の起始部は，胎生期の円錐動脈幹 *conotruncus* から形成され，同部位の発生異常は先天性心疾患全体の約 30％ と関係する．

■ 円錐動脈幹中隔の形成

a) 円錐動脈幹の伸長と短縮

　円錐動脈幹は右室原基と大動脈嚢の間に位置し，胎生 4 週頃にいったん伸長する（図 64 左）．胎生 5 週になると，伸長した円錐動脈幹がアポトーシスにより短縮する（図 64 中）．どうして，このように一見無駄に思えることをわずか 1 週間の間に行うのだろう？

　これは出生時（図 64 右）に大動脈と肺動脈が交叉するため，表現を変えると「大動脈が左室から，肺動脈が右室から」起始するために欠かすことのできない過程なのだ．

b) 円錐動脈幹の短縮に伴う大動脈肺動脈中隔のらせん状回転

　胎生 4 週の円錐動脈幹が伸長する頃，内部に大小 4 個の円錐動脈幹隆起ができる．小さな 2 つの隆起（前・後介在弁隆起）は動脈幹基部に限局し，半月弁の形成だけに関与する．大きな 2 つの隆起は動脈幹基部で半月弁の形成に関与するだけでなく，円錐部方向に伸長し大動脈肺動脈中隔の形成に関与する（図 65 左）．

　円錐動脈幹の短縮に伴って，動脈幹内に相対して縦走する左円錐動脈幹隆起と

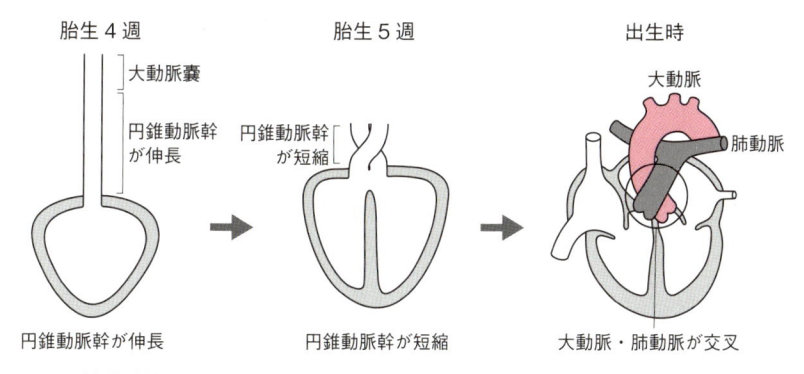

図64 円錐動脈幹のリモデリング

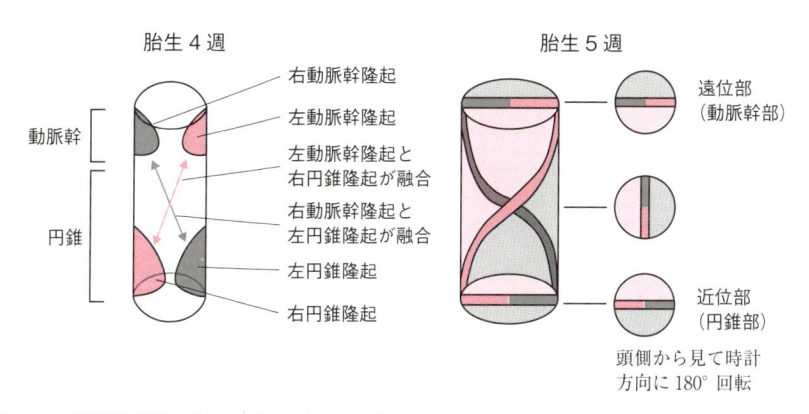

図65 円錐動脈幹中隔の回旋。ピンク：動脈血，灰色：静脈血。

　右円錐動脈幹隆起は，頭側から見て時計方向にらせん状に回転しながら円錐部方向（下方）に伸長する（図65右）。その結果，大動脈と肺動脈は近位部（円錐部）では「前：肺動脈，後：大動脈」となり，遠位部（動脈幹部）では「前：大動脈，後：肺動脈」となる。これは成体心で，「心臓から出るところでは肺動脈が前，大動脈が後」「肺動脈が左右に分岐するところでは大動脈が前，肺動脈が後」となることに反映されている。これにより，肺動脈は右室から，大動脈は左室から起始するようになる。

　これらの大動脈肺動脈中隔の回転と動脈幹の右方移動は心臓発生の後半に起こるが，これが正常に起こらないために生じる先天性心疾患（心室中隔欠損症，完全大血管転位，両大動脈右室起始など）の頻度は思いのほか高い。

　心臓発生の最後に，胎生週齢とそのときに起こる心臓・血管の発生イベントを表3にまとめたので，時系列がわからなくなったときの参考にしていただきたい。ま

表3　心臓発生の時系列

週	胎齢（日）	体長（mm）	心臓の発生	大血管の発生
3	15～16	1～1.5	2層胚，心臓中胚葉局在	
	17～19	1.5～2.5	3層胚，心臓原基	
	21±1	2	原始心筒，心拍動開始	第Ⅰ・Ⅱ弓動脈
4	24±1	2～3	ルーピング	
	26±1	3.5	心室腔の形成	第Ⅲ弓動脈
	28±1	4～5	心内膜床形成	第Ⅳ弓動脈
			心房の一次中隔	第Ⅰ弓動脈退縮
5	29±1	6～7	心室中隔（受動的中隔）	第Ⅵ弓動脈
			房室管の右方移動	第Ⅱ弓動脈退縮
			円錐口の左方移動	リモデリング
	31±1	7～8	動脈幹隆起	大動脈・肺動脈分離
			動脈幹中隔形成	
			房室弁形成	
	33±1	9～10	心内膜床癒合	
			心房二次中隔	
	35±1	11～14	心房中隔一次孔閉鎖	
6	37±1	14～16	室間孔閉鎖（心室中隔完成）	
			半月弁形成	
	39±1	17～20		
	41±1	21～23	形態完成	

メモ13 ● 心臓はともかく発生してみる行動派？

　ここまで心臓の発生を見てくると，あることに気づいた読者も多いのではないだろうか？　円錐動脈幹がいったん伸長してから短縮したり，心房中隔でせっかく一次孔があったのにそれを塞いで新たに二次孔を形成したりと，心臓の発生では一見無駄なことがしばしば行われている。「左室心筋緻密化障害」の項で説明するように，まず肉柱層と緻密層を作るが肉柱層は後に緻密化される，というのもその例だろう［➡ p.97参照］。心臓発生では，その時々に最適な変化様式をとり，あとで再修正を行って完成型にたどり着く。これは建て増し型進化発生を遂げるために避けては通れなかった。

　研究の世界では，ともかく実験をしてみる行動派と，じっくり考えて緻密に案を練ってから実験を行う理論派がいる。頭が良い人は理論派が多く，じっくり考えて結果が見えてしまうと興味を失って実験をしない人もいるほどだ。筆者は典型的な行動派で，下についた大学院生から「先生，少しは考えてから行動してください」とよく言われたものだ。心臓発生はどっち派かというと，ともかく発生してみる行動派タイプなので筆者には親近感がわく。

表4 主要なマーカー

事象	マーカー	シグナル伝達
心臓中胚葉	Mef2c	
心臓の左右		nodal → Pitx2c
原始心筋		Nkx2.5-Gata4-Tbx2
チャンバー心筋		Nkx2.5-Gata4-Tbx5
左室		Nkx2.5-Gata4-Tbx5 → Hand1 (eHand)
右室		Nkx2.5-Gata4-Tbx20 → Hand2 (dHand)
心室筋		Irx4 ⊣ 心房特異的遺伝子発現
心房筋		レチノイン酸 → レチノイン酸受容体 ⊣ Irx4
		Nkx2.5 → 心房筋特異的遺伝子 (Cx40, ANP) 発現
His-Purkinje系		Notchシグナル
洞房結節		Tbx18 → Shox2 → Tbx3[#1]
左洞房結節		Pitx2c → miR17-92 ⊣ Tbx3
房室結節		Tbx2/Tbx3 ⊣ 固有心筋遺伝子 (Cx40, Cx43, SCN5A) 発現
		Tbx5 → 洞房結節遺伝子 (Cx30.2, CACNA1G, HCN4) 発現
第2心臓予定領域	Islet1	Nkx2.5 → Wnt・Gata4[#2]
心肺前駆細胞	Wnt1-Gli1-Islet1	
心外膜	WT1	
神経堤細胞	Pax3	
自律神経	Mash	
動脈	EphrinB2	
静脈	EphB4	

→:促進を示す,⊣:抑制を示す.
ANP:心房性ナトリウム利尿ペプチド,Cx:コネキシン,Hand1・Hand2:bHLH型転写因子,Tbx2・Tbx3・Tbx5・Tbx20:T-ボックス結合型転写因子.
[#1]「心筋細胞から刺激伝導系細胞へのリプログラミング」の項参照 [➡ p.167].
[#2]「不整脈原性右室心筋症」の項参照 [➡ p.92].

た,主なマスター因子やシグナル伝達を表4に,心臓を構成する構造の起源を表5にまとめる.マーカーなどは混乱しやすいので,整理の参考にしていただきたい.

文 献

1. Suzuki T, et al. Metamorphic *pitx2* expression in the left habenula correlated with lateralization of eye-sidedness in flounder. Dev Growth Differ 2009;51:797-808.
2. Kirby ML. Cardiac Development. Oxford University Press, USA, 2007.
3. Peng T, et al. Coordination of heart and lung co-development by multipotent cardiopulmonary progenitor. Nature 2013;500:589-92.
4. Komuro I, et al. Csx:a murine homeobox-containing gene specifically expressed in

表5 心臓を構成する構造の起源

心臓を構成する構造	起源
心房	心耳：第1心臓予定領域
	その他：第2心臓予定領域の後心臓予定領域
心室	右室流出路：第2心臓予定領域の前心臓予定領域
	その他：第1心臓予定領域
心外膜	心外膜前駆組織
心房中隔	第2心臓予定領域の後心臓予定領域
心室中隔	第1心臓予定領域
房室弁（僧帽弁・三尖弁）	第1心臓予定領域（心内膜隆起）
半月弁（大動脈弁・肺動脈弁）	第1心臓予定領域（円錐動脈幹隆起）
	一部に神経堤由来の細胞が関与
洞房結節	鳥類では第3心臓予定領域（哺乳類ではまだ不明）
房室結節	鳥類では第3心臓予定領域（哺乳類ではまだ不明）
His-Purkinje系	第1心臓予定領域（鳥類では血管周囲，哺乳類では心内膜側）
冠動脈	心外膜前駆組織
大動脈	基部：第2心臓予定領域の前心臓予定領域
	上行部→大動脈嚢
	横行部→第Ⅳ咽頭弓動脈
	下行部→背側大動脈
肺動脈	基部：第2心臓予定領域の後心臓予定領域
	分岐部→第Ⅵ咽頭弓動脈
	分岐以降→大動脈嚢
動脈管	第Ⅵ咽頭弓動脈
上大静脈・下大静脈	静脈洞
肺静脈	第2心臓予定領域の後心臓予定領域
自律神経	神経堤

the developing heart. Proc Natl Acad Sci USA 1993 ; 90 : 8145-9.
5. Takeuchi JK, et al. Tbx5 specifies the left/right ventricles and ventricular septum position during cardiogenesis. Development 2003 ; 130 : 5953-64.
6. Hidaka K, et al. Chamber-specific differentiation of Nkx2.5-positive cardiac precursor cells from murine embryonic stem cells. FASEB J 2003 ; 17 : 740-2.
7. Wang GF, et al. Irx4 forms an inhibitory complex with the vitamin D and retinoic X receptors to regulate cardiac chamber-specific slow MyHC3 expression. J Biol Chem 2001 ; 276 : 28835-41.
8. Kapoor N, et al. Direct conversion of quiescent cardiomyocytes to pacemaker cells by expression of Tbx18. Nat Biotechnol 2013 ; 31 : 54-62.
9. Gourdie RG, et al. Terminal diversification of the myocyte lineage generates Purkinje fibers of the cardiac conduction system. Development 1995 ; 121 : 1423-31.
10. Gourdie RG, et al. Endothelin-induced conversion of embryonic heart muscle cells into impulse-conducting Purkinje fibers. Proc Natl Acad Sci USA 1998 ; 95 : 6815-8.
11. Bressan M, et al. Early mesodermal cues assign avian cardiac pacemaker fate potential in a tertiary heart field. Science 2013 ; 340 : 744-8.

12. Mommersteeg MTM, et al. Molecular pathway for the localized formation of the sinoatrial node. Circ Res 2007 ; 100 : 354-62.
13. Espinoza-Lewis RA, et al. Shox2 is essential for the differentiation of cardiac pacemaker cells by repressing Nkx2-5. Dev Biol 2009 ; 327 : 376-85.
14. Wang J, et al. Pitx2-microRNA pathway that delimits sinoatrial node development and inhibits predisposition to atrial fibrillation. Proc Natl Acad Sci USA 2014 ; 111 : 9181-6.
15. Rentschler S, et al. Notch signaling regulates murine atrioventricular conduction and the formation of accessory pathways. J Clin Invest 2011 ; 121 : 525-33.
16. Aanhaanen WT, et al. Defective Tbx2-dependent patterning of the atrioventricular canal myocardium causes accessory pathway formation in mice. J Clin Invest 2011 ; 121 : 534-44.
17. Imanaka-Yoshida K, et al. Interaction between cell and extracellular matrix in heart disease : multiple roles of tenascin-C in tissue remodeling. Histol Histopathol 2004 ; 19 : 517-25.
18. Ieda M, et al. Sema3a maintains normal heart rhythm through sympathetic innervation patterning. Nat Med 2007 ; 13 : 604-12.

Part II

発生と心疾患

A 主な先天性心疾患

　Part Ⅰでは心臓の発生について説明してきた。これが臨床にどう結びつくのだろう？ もちろん発生の異常によって様々な先天性心疾患が起こることは誰でも知っているところだが，それだけだろうか？

　実は，最近では大人になってから発症する疾患にも心臓の発生と関係するものが少なくないことがわかってきた。この Part Ⅱでは心臓の発生に関係する様々な疾患について取り上げたい。まずは，わかりやすいところで先天性心疾患から始めよう。

＊　　　　　＊　　　　　＊

　先天性心疾患は 100 出産に 1 回の頻度で発生し，先天性疾患のなかでは最も頻度が高い。統計により若干の違いがあるが，1990～1999 年の 10 年間で 2,654 例を対象に日本小児循環器学会疫学委員会が行った発生頻度の調査では，トップ 10 は次のようになっている。

① 心室中隔欠損症　　32.1%
② Fallot 四徴症　　11.3%
③ 心房中隔欠損症　　10.7%
④ 完全大血管転位　　4.3%
⑤ 肺動脈狭窄　　3.7%
⑥ 両大動脈右室起始　　2.9%
⑦ 動脈管開存　　2.8%
⑧ 心内膜欠損　　2.3%
⑨ 三尖弁閉塞　　2.0%
⑩ 大動脈縮窄　　1.9%

　最近は小児科領域での先天性心疾患の治療・管理が向上したため，大人の先天性心疾患患者を循環器医が診ることが多くなってきた。したがって，循環器医も先天性心疾患と発生の関係を知っておく必要がある。とはいえ，先天性心疾患の優れた専門書は数多あるので，本書では頻度の高いもの，および発生との関連がかなり明確なものに限って取り上げることとし，心室中隔欠損症，心房中隔欠損症，Fallot 四徴症，完全大血管転位，動脈管開存の 5 疾患について解説する。

1 心室中隔欠損症─3構成要素（漏斗部・膜様部・筋性部）の癒合の失敗？

1）心室中隔欠損症とはどんな病気？

　心室中隔欠損症は最も多くみられる先天性心疾患である。左右心室間の中隔に欠損孔を有し，心室の圧較差に従って左-右短絡血流を生じる。この短絡血流は，体静脈から右房に戻った正常の還流血流と右室で合流し，収縮期に右室から肺動脈へと駆出される。そのため，肺血流の増加をきたす（肺体血流比＞1.0）。肺高血圧をきたすようになると，その程度によっては心室間の圧較差が逆転することがあり，右-左短絡血流を生じてチアノーゼを呈する。これを Eisenmenger 症候

メモ 14 ● 先天性心疾患はもはや小児科だけの疾患ではない！

　先天性心疾患は 100 出産に 1 件の割合で発生する。この頻度は，古今東西ほとんど違いがないようだ。日本では年間出産数が約 100 万件なので，年間に約 1 万人の先天性心疾患児が生まれていることになる。医療の進歩により，先天性心疾患の新生児の 95％ が救命され，90％ が成人まで成長することができる時代となった。すなわち，毎年約 9,000 人の先天性心疾患をもつ子供が成人を迎えているのだ。わが国の成人先天性心疾患患者の数はすでに 400 万人に達しており，この数はますます増えることになるだろう。成人先天性心疾患が循環器医が診る最も頻度の高い疾患になる日もそう遠くないのかもしれない。

　それでは，このような成人先天性心疾患の管理はどのようになっているのであろう？　実は，いまだにほとんどが小児科で管理されているのが実状で，「キャリーオーバー児」と呼ばれ，問題となっている。最近「小児科に通い続ける大人たち」という新聞報道もあった。また，60 歳を越えてから先天性心疾患が見つかることも珍しくないそうだ。単純に見逃されていたもケースもあるだろうが，高血圧・心房細動などにより左房が拡大することによってはじめて心房中隔欠損が顕在化するケースもあるのではと考えられている。成人に達する先天性心疾患女性患者が増えたことで，出産を希望する例も増えてきている。このような背景から，先天性心疾患はもはや小児科だけの疾患ではなく，小児科・心臓血管外科・産婦人科などを含むチーム管理が必要な疾患と考えられる。循環器内科はこのチーム医療の中核となる必要があり，循環器内科医も先天性心疾患についてある程度知識をもつことが必要な時代となってきている。

群と呼ぶ．

Part Ⅰで「異なるものが合流するところでは，合流がうまくいかないと支障をきたす」と説明したが，心室中隔欠損はさしずめその代表だろう．心室中隔は漏斗部中隔・膜様部中隔・筋性部中隔の3つからなり，これらが癒合することによって心室中隔が完成する．
①それぞれの中隔に欠陥があるとき
②個々の中隔には異常はないが，これらの癒合がうまくいかないとき
のいずれかによって心室中隔欠損が生じる．

2) 欠損の位置からみた分類：Kirklin 分類（図66）

心室中隔欠損は，欠損孔の存在する部位によって以下の4つに分類されることが多い．

● Ⅰ型—漏斗部欠損：約30%

なぜか日本人を含むアジア人に多い傾向がある．漏斗部中隔は，右背側円錐隆起と左腹側円錐隆起が癒合してできるが，この癒合がうまくいかないと漏斗部欠損となる．これは，上記の2つのメカニズムのうち，②の癒合の障害に起因するものだ．欠損孔の位置関係から大動脈弁の逸脱を伴いやすく，大動脈弁閉鎖不全を合併することがある．

● Ⅱ型—膜様部欠損：約70%

膜様部中隔は2つ（左右）の円錐隆起と2つ（上下）の心内膜床が最後に合わさる場所であり，膜様部中隔の欠損が心室中隔欠損のなかで最も頻度が高い．すなわち，上記の2つのメカニズムのうち，心室中隔欠損はⅠ型とⅡ型を合わせて②の癒合の障害によって起こるほうが大部分を占める．小さい欠損（径3 mm以下）では自然閉鎖することがあるので，内科的治療（利尿薬，ACE阻害薬，ジギタリスなど）が主体となる．

● Ⅲ型—流入部欠損：稀

膜様部から流入部の大欠損は心内膜欠損型とも呼ばれる．Down症候群に合併

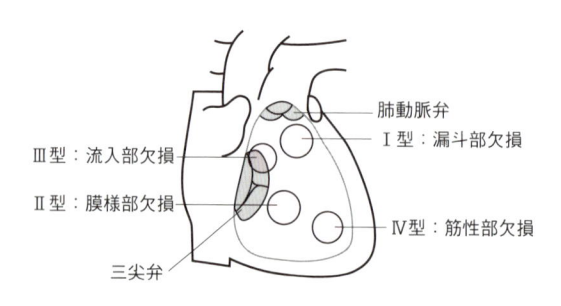

図66 部位による分類（Kirklin 分類）

A 主な先天性心疾患　81

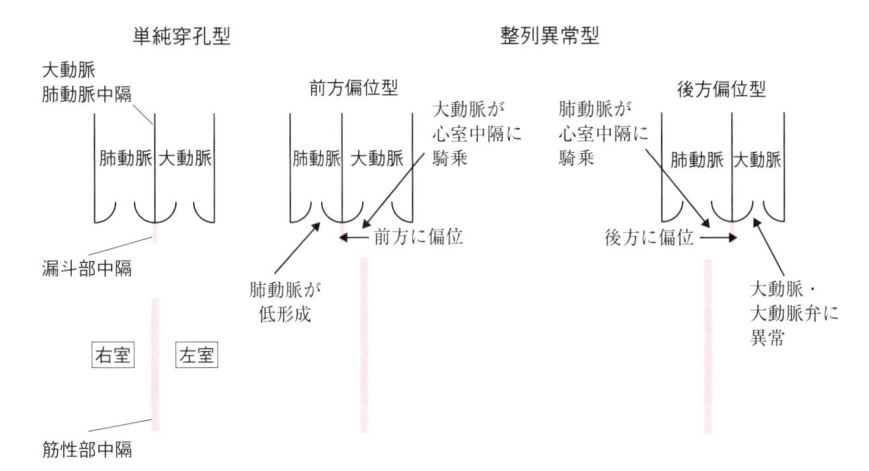

図67 成因による分類（山岸敬幸, 他編. 先天性心疾患を理解するための臨床心臓発生学. メジカルビュー社, 東京, 2007 より許可を得て改変）

することが多い。
- Ⅳ型—筋性部欠損：稀

肉柱部に多発することが多い。膜様部欠損と同様に，小さな欠損では自然閉鎖することが稀ではなく，その場合は内科的治療が主体となる。

3) 成因からみた分類（図67）

■ 単純穿孔型

心室中隔の比較的下部に位置する膜様部欠損および筋性部欠損に多くみられるタイプで，小さな欠損孔の場合は自然に閉鎖することがある。膜様部欠損と筋性部欠損では自然閉鎖が多いといわれるのは，単純穿孔型が多いためである。

■ 整列異常型

心室中隔の3つの構成成分，すなわち心内膜床・漏斗部中隔（頭側では大動脈肺動脈中隔に連続する）・筋性部中隔の間に空間的なずれが生じることにより，3成分が癒合して閉鎖する膜様部近傍に欠損孔が生じる。自然閉鎖は期待できず，外科的治療が主体となる。

大動脈肺動脈中隔−漏斗部中隔と筋性部中隔の間に偏位が生じており，以下の2つのタイプに分類される。

a) 前方偏位（Fallot型）

漏斗部中隔が前方（肺動脈側）に偏位する結果，欠損孔が生じる。心室から出るところでは，「前：肺動脈，後：大動脈」だったことを思い出そう［→ p.71 参照］。

後方に位置する大動脈が心室中隔に騎乗する形になる（図67中）。前方に位置する肺動脈はしばしば狭窄・低形成を生じ，Fallot四徴症となることがある。

b）後方偏位（Eisenmenger型）

漏斗部中隔が後方（大動脈側）に偏位する結果，欠損孔が生じる。前方に位置する肺動脈が心室中隔に騎乗する（図67右）。後方に位置する大動脈の血流が減少し，大動脈弁狭窄・大動脈縮窄などを合併しやすい。

＊　　　　　＊　　　　　＊

心室中隔欠損症では，下記の3つのケースで外科的治療が考慮される。
・中〜高度欠損孔で肺/体血流比が1.5以上で左−右短絡率が33%以上の場合
・Kirklin-I型（漏斗部欠損）で大動脈弁逸脱・大動脈弁閉鎖不全・Valsalva洞動脈瘤を合併する場合
・小欠損孔でも感染性心内膜炎を合併した場合

肺/体血流比が1.5以下となった場合はEisenmenger症候群化していることが示唆されるので，外科的治療の対象ではなくなる。

4）心臓中隔欠損症は遺伝子疾患？

先天性心疾患は一般人口では約1%に生じる。ところが，先天性心疾患をもつ母親から先天性心疾患の子供が生まれる頻度は16%と，一般人口よりはるかに高く，先天性心疾患にある程度の遺伝性があることが示唆される。心室中隔欠損と次に説明する心房中隔欠損を合わせて「心臓中隔欠損症」と呼ぶが，心臓中隔欠損症を引き起こす遺伝子は2015年時点で約20個見つかっている。なかでも頻度の高いのが，Part Iで3大心臓転写因子として取り上げたNkx2.5・Gata4・Tbx5の3つである。

■ Nkx2.5

先天性心疾患は多くの場合，Down症候群などの先天性疾患の一部として現れる。そのなかでNkx2.5は，他の先天性疾患に伴わない先天性心疾患の遺伝子変異としてはじめて同定された遺伝子である[1]。心房中隔欠損の4家系でNkx2.5の点変異が同定され，その後，Fallot四徴症・三尖弁異常・心室中隔欠損の家族例や孤発例でもNkx2.5の変異が同定されている。

なぜ同一遺伝子の異常により異なるタイプの心疾患が発症するのかは不明である。おそらくNkx2.5変異を修飾する遺伝子異常（modifierと呼ぶ）の存在や環境因子が発症に関係しており，これらの違いによってあるものは心室中隔欠損，あるものはFallot四徴症となるのではないかと考えられている。

Nkx2.5変異による先天性心疾患の特徴は，刺激伝導系の異常を合併する頻度

が高いことである。

■ Gata4

Gata4 は染色体 8p23 に位置し，同部位が一定領域欠損したものを「染色体 8p23 欠損」と呼ぶ。染色体 8p23 欠損では高率に心房中隔欠損や心室中隔欠損を合併する。また，心房中隔欠損・心室中隔欠損が集積した家系の連鎖解析でも，Gata4 の点変異が同定されている[2]。

■ Tbx5

Tbx5 は，出生 10 万に 1 人の頻度で発生する Holt-Oram 症候群の責任遺伝子として有名である[3]。Holt-Oram 症候群は，橈骨欠損・短肢症などの上肢の異常と先天性心疾患を特徴とする稀な症候群で，先天性心疾患としては心房中隔欠損・心室中隔欠損が特徴的である。

Nkx2.5 変異と同様に，刺激伝導系の異常を合併する頻度が高く，伝導障害（房室ブロック）・不整脈に注意する必要がある。

＊　　　　＊　　　　＊

Nkx2.5・Gata4・Tbx5 は，心臓発生において複合体を作り，協調して心臓特異的遺伝子の転写を制御する 3 大転写因子だった [➡ p.34 参照]。これらの変異が心房中隔欠損症・心室中隔欠損症という共通の表現型を示すのは，この 3 つの複合体により制御される共通経路が障害されるためと考えられる。

2　心房中隔欠損症——一次中隔と二次中隔の異常

心房中隔は一次中隔と二次中隔から形成されるのだった。それぞれの中隔の欠損により生じる心房中隔欠損がある。臨床的には，一次中隔欠損・二次中隔欠損と分けるよりも，欠損孔の位置（高さ）により下記の 3 つに分類することのほうが一般的である（図 68）。

① 高位欠損型　　　　　　　　10%
② 中央部欠損型（卵円窩型）　　70%
③ 部欠損型　　　　　　　　　20%

高位欠損型は二次中隔が欠損し，一次中隔にある二次孔も含めた左房-右房間の交通路ができる。再確認となるが，二次孔は一次中隔にあり，二次中隔にあるのは卵円孔である。混同しないようにしてほしい。また二次孔は誰でももっているので，二次孔に欠損をもつ心房中隔欠損症は二次孔のある一次中隔ではなく，二次孔を覆う二次中隔の異常によって起こる。

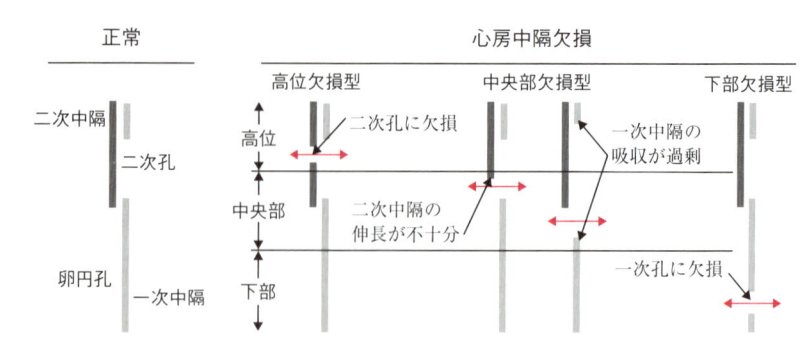

図68　心房中隔欠損の部位による分類

　下部欠損型は一次中隔の欠損を原因とし，二次中隔の卵円孔を含めた欠損孔となる．これも，卵円孔は誰でももっているので，二次中隔に生じる心房中隔欠損症は卵円孔をもつ二次中隔ではなく，卵円孔を覆う一次中隔の異常によって起こる．

　中央部欠損型は，一次中隔・二次中隔の形成異常のいずれによっても起こる．
・一次中隔の過剰な吸収（図68 中央部欠損型の右図）
・二次中隔の不十分な伸長（図68 中央部欠損型の左図）
などのメカニズムが示唆されている［→ p.42 参照］．

　通常，左−右短絡血流が50％以上ある場合は手術が必要となる．左−右短絡量が50％以下の場合は症状もなく，心雑音も注意しないと聞き逃すことがあり，「少しやせ型だな」という程度で生涯見逃されている例も多いようだ．欠損の直径が8 mm以下の場合は，1歳以内に自然閉鎖することが多い．

3　Fallot四徴症―第2心臓予定領域病？

1）Fallot四徴症とは？

　Fallot四徴症は，
①心室中隔欠損
②大動脈の右室騎乗
③肺動脈狭窄
④右室肥大
を四徴とする疾患である．2番目に多い先天性心疾患であり，1万出産で3.3件（0.033％）発症する．

　四徴のうち④の右室肥大は，出生前（胎児期）に起こる現象とはいえ間接的に

引き起こされる徴候であり，発生と直接的に関係して起きるのは①〜③であろう。原始心筒がルーピングをするとき，第2心臓予定領域の前心臓予定領域から間葉系細胞が原始心筒の流出側に移動し合流する［→ p.28 参照］。合流した間葉系細胞は，転写因子 Nkx2.5 と Gata4，シグナル分子 Wnt の作用を受けて心筋細胞へと分化し，漏斗部中隔を含む流出路の心筋細胞を形成する。また，一部は平滑筋細胞に分化して大動脈・肺動脈起始部を形成する。第2心臓予定領域由来の心筋細胞は主に右室の流出路を形成するので，これらの形成が悪いと漏斗部中隔・大動脈肺動脈中隔が形成の悪い肺動脈−右室流出路側，すなわち前方に偏位して，大動脈が筋性中隔の上に騎乗する Fallot 四徴症となると考えられる。

ニワトリで第2心臓予定領域を削除すると Fallot 四徴症類似の心疾患が生じることから，Fallot 四徴症は第2心臓予定領域の異常により起こる，すなわち「第2心臓予定領域病」の1つと考えられている[4]。

2）Fallot 四徴症と関連する遺伝子異常

Fallot 四徴症については，従来は妊娠期間の子宮内環境の変化によって起こるという考えが一般的だった。ところが，Fallot 四徴症の遺伝性が 54% であること，Fallot 四徴症の兄弟姉妹がいると Fallot 四徴症となる確率は 1%，すなわち一般人の 30 倍（1÷0.033 = 30）であることから，遺伝性が関与する疾患と考えられるようになってきた。これまでに同定されている Fallot 四徴症をきたす遺伝子異常を表6に示す。

Nkx2.5 以外聞き慣れない遺伝子が多い。遺伝子異常のなかでは，染色体 22q1 の欠損が 15% と多いが，なぜ 22q1 の欠損で Fallot 四徴症を生じるかはわかっていない。ZFPM2 がコードする蛋白 ZFPM2 は FOG（friend of Gata）との別名ももっており，Gata4 の N 末端と相互作用する転写調節因子である。Nkx2.5 と Gata4 は第2心臓予定領域の前心臓予定領域に発現して細胞の増殖・遊走・分化に関係することから，Fallot 四徴症は第2心臓予定領域におけるこれらの異常によって起こるのが原因の1つと考えられる[5]。

表6 Fallot 四徴症の遺伝子異常

遺伝子異常	頻度
染色体 22q1 の欠損	15%
JAG-1 の変異	1〜2%
Nkx2.5 の変異	4%
ZFPM2 の変異	4%

3) DNA メチル化の異常

　Fallot 四徴症の遺伝性が 54% であるなら，残りの 50% 弱はやはり子宮内環境の変化によって起こるのだろうか？　環境因子の影響はしばしばエピゲノム変化［➡用語解説］を引き起こす。Fallot 四徴症患者の心臓で第 2 心臓予定領域の心筋細胞分化に関わる *Nkx2.5* と *Gata4*，およびこれに加えて左室特異的に発現する *Hand1* のプロモーター領域の DNA メチル化を調べた最近の研究がある[6]。その結果，*Nkx2.5* と *Hand1* の DNA メチル化の頻度が高いことが明らかとなった。Nkx2.5 の異常が遺伝的に起きても，DNA メチル化により起きても，Fallot 四徴症の原因となり，前者は遺伝子異常，後者は子宮内環境の変化が原因とみなされるのである。

　Hand1 の DNA メチル化がどのように Fallot 四徴症の病態発現に関わるかは不明である。いずれにしても，心臓の発生に関連するこれら転写因子の DNA メチル化に対する環境因子による影響が，Fallot 四徴症の発症に関わっている可能性がある。

> **用語解説**
>
> ■ エピゲノム
>
> 　「エピ」とは，「外の」あるいは「上の」などを指すギリシャ語の接頭語であり，エピゲノムは「ゲノム（DNA 塩基配列）によらない遺伝子発現調節機構」と定義される。生活習慣などの環境因子によって，さすがに DNA 塩基配列の変化，すなわちゲノムの変化は起こらないが，エピゲノムの変化は十分に起こる。したがって，環境因子の影響は主にエピゲノム変化を通してもたらされると考えられている。
>
> 　「エピゲノム修飾」という用語には広義と狭義の使い方があり，狭義には DNA のメチル化とヒストン蛋白のアセチル化/メチル化を指す。古典的には「DNA のメチル化＝転写 OFF，ヒストン蛋白のアセチル化＝転写 ON」と考えられてきたが，DNA でもメチル化の起こる場所，また，ヒストン蛋白では主にリジン残基がアセチル化されるが，どのヒストン蛋白のどこのリジンが何個アセチル化されるかによって，転写が ON になるときと OFF になるときがあることが明らかになり，エピゲノム修飾はかなり複雑であることがわかってきている。Fallot 四徴症は，Nkx2.5 と Hand1 のプロモーター領域に起こる DNA メチル化なので，これらの転写因子の発現が抑制されると考えられる。

4 完全大血管転位—回転不足が原因？

1) 完全大血管転位とは？

完全大血管転位は4番目に多い先天性心疾患である。通常，大動脈は左室から，肺動脈は右室から出るが，完全大血管転位では大動脈が右室から，肺動脈が左室から出る。このため酸素化された血液が全身に送られないので，生後動脈管が閉塞すると急激にチアノーゼを呈し，極めて重症となる。一部には，心室中隔欠損・心房中隔欠損・動脈管開存などを合併し，動脈血と静脈血が交通するため酸素化された血液がある程度は全身に搬送されるケースもあるが，無治療の場合，新生児の最も頻度の高い心臓死の原因となる。

他の多くの先天性心疾患が，Turner症候群やNoonan症候群，Marfan症候群，Down症候群などの遺伝性疾患を合併するのに対して，完全大血管転位はこれらとの合併は極めて稀である。どうも完全大血管転位は，他の先天性心疾患とは異なる病態発現機構に基づくようだ。

2) 病態発現機構

完全大血管転位の病態発現機構として，次の2つの仮説が提唱されている。
① 入れ物の異常：大動脈の頭側から見た時計方向回転の欠如（両大血管右室起始症やFallot四徴症と同じ機序）
② 中身の異常：大動脈-肺動脈中隔のらせん状回転の異常

大動脈-肺動脈中隔のらせん状回転には，第2心臓予定領域由来の細胞のらせん回転状の遊走が必要であり，これにはPitx2が関係している。マウスではPitx2の異常により完全大血管転位が発生することから，現時点では大動脈-肺動脈中隔のらせん状回転の異常によるという②の考えを支持する意見が強いようだ。大動脈-肺動脈中隔のらせん状回転には第2心臓予定領域由来の細胞に加えて神経堤細胞も関与するが，今のところ神経堤細胞の異常によって生じる完全大血管転位の報告はない。

3) 遺伝的原因

前述のように，完全大血管転位は多くの先天性心疾患がしばしば合併するTurner症候群やNoonan症候群，Marfan症候群，Down症候群などの遺伝性疾患を合併することは極めて稀であるが，その一方で，内臓逆位 *heterotaxy* を合併することが多い。心ループを形成するとき，ノード流で誘導される因子nodalがさらに下流の側性遺伝子 *laterality gene* である *Pitx2c* を誘導することは説明したが［→図17参照］，nodal下流の側性遺伝子には *Pitx2c* だけでなく *CRYPTIC*，*ZIC3*，*CFC1* などがある。完全大血管転位では，*nodal*，*ZIC3*，*CFC1* の遺伝子

の変異が同定されていることから，完全大血管転位は心臓のルーピングの異常によって起こる疾患で，なかでも大動脈-肺動脈中隔のルーピング不全がある場合の表現型と考えられる。

4) 環境的原因

　先天性心疾患のあるものは環境因子により誘導される。完全大血管転位を誘導する環境因子は比較的よく知られており，母親の糖尿病，子宮内感染，抗てんかん薬などがある。動物実験で繰り返し完全大血管転位を惹起するのは，レチノイン酸の投与である[7]。一方で，レチノイン酸の阻害薬でも完全大血管転位が誘導されることから，正常な発生・分化にはレチノイン酸が至適範囲にあることが重要と考えられる。レチノイン酸投与によって誘導される完全大血管転位は，葉酸やメチオニンにより予防される。葉酸やメチオニンはDNAメチル化の材料であることから，至適範囲を外れたレチノイン酸によるDNAメチル化の異常が完全大血管転位を引き起こすものと考えられる。

5　動脈管開存—動脈管は収縮する運命にある血管？

1) 動脈管開存とは？

　動脈管は，胎盤を経由した血液を肺循環を介さずに直接体循環に送るために肺動脈と大動脈をバイパスする血管である。胎児の正常の発達のために，動脈管は胎生期には開存している必要がある。ところが，出生直後の肺呼吸の開始とともにただちに動脈管の収縮が起こる（機能的閉鎖）。その後，急速に血管組織の構築の変化（血管リモデリング）が起こり，血管内腔が閉塞して血流が遮断され，最終的には索状の線維性組織へと変化する（構造的閉鎖）。

メモ15 ● 巻貝やアサガオのらせん状回転にもnodalが関与

　生物界では，らせん状の構造をとるものが数多くある。私たちの周りにも，巻貝やアサガオなどがある。面白いことに，これらのらせん状回転も，心臓と同じように右回転のものが多い。例えば，巻貝では9割が右巻きで，1割だけが左巻きである。これらでも，遺伝子*nodal*が生物の左側だけに発現する。*nodal*は生物界のらせん状回転のマスター遺伝子なのかもしれない。本来の右巻きの巻貝でも稀に突然変異として左巻きのものを見ることがある。これも，完全大血管転位と同じようにnodal周辺のシグナルの異常によって起こっているのだろう。

動脈管の閉鎖が障害されると（動脈管開存），酸素化された血液の一部が再度肺循環に送られて肺血流が過度に増加し，未熟児では循環不全などを引き起こしやすく生命予後に関わる。ただし，体循環・肺循環の高度狭窄や閉鎖を伴うような心奇形では，動脈管開存を併発することにより体循環・肺循環がある程度維持されることもある。

2）機能的閉鎖の制御機構

機能的閉鎖の機序として，
①酸素分圧の上昇
②プロスタグランジン E_2（PGE_2）の低下 [8]
の2つが主な要因と考えられている。

■ 酸素分圧の上昇

肺血管を除くほとんどの血管は，低酸素になると弛緩し，血流を増加して低酸素を改善しようとする防御機構を備えている。逆に，酸素によって収縮して余分な酸素の供給による障害を予防する。動脈管ではこの応答性が他の血管に比べて格段に強い。その機序として K^+ チャネルの関与が考えられている。

K^+ チャネルは膜電位を過分極方向にシフトするので，電位依存性 Ca^{2+} チャネルを不活性化し，血管の弛緩をもたらす。K^+ チャネル開口薬のニコランジル（シグマート®）が冠動脈疾患で使われるのは，この弛緩作用を利用したものである。動脈管では他の血管にない特殊な K^+ チャネルが発現しており，これが酸素により不活性化される性質をもつと考えられている。このため，酸素分圧が高くなると K^+ チャネルの不活性化により膜電位が脱分極し，電位依存性 Ca^{2+} チャネルを介する Ca^{2+} 流入が増加し，血管収縮が惹起される。

動脈管で酸素感受性が高い K^+ チャネルの候補として心臓では心房特異的 K^+ チャネルである Kv1.5 が示唆されているが，まだ確証を得るには至っていないようだ。

■ PGE_2 による血管拡張作用の消失

胎生期には，PGE_2 は主に胎盤で産生される。PGE_2 は PG 受容体（主に EP4）に結合すると，G_s 蛋白−アデニル酸シクラーゼ−cAMP を介してプロテインキナーゼ A（PKA）が活性化される。平滑筋は交感神経刺激時に PKA を介して弛緩する［➡拙著「そうだったのか！ 臨床に役立つ循環薬理学」参照］。イソプレナリン（プロタノール®）などの β 刺激薬が気管支喘息などの治療に使われ，β 遮断薬が気管支喘息や間欠性跛行を悪化させることから理解できるだろう。同様に，動脈管では PGE_2 を介して産生された PKA により血管が弛緩する。動脈管は特にプ

ロスタグランジン（PG）受容体の発現が多い血管であり，胎児期にはPGE$_2$により血管が拡張され，動脈管を介する血流が維持されている．出生後は，PGE$_2$の主な産生源の胎盤がなくなるので，新生児の血中PGE$_2$濃度が急激に低下するため，血管拡張作用が消失して動脈管が収縮する．

動脈管にPG受容体の発現が多く，PGE$_2$により胎児期に血管開存が保たれているのは，出生後速やかな閉鎖を可能にするためと考えることができるだろう．すなわち動脈管は，次項に示すように，実は収縮エレメントが発達し，元来は収縮しやすい性質をもつのだろう．胎児期には，この動脈管本来の性質による血管閉鎖を防ぐためにPGE系による強力な血管拡張機構が働いている．出生とともにこの強力な血管拡張機構が消失するので，速やかな閉鎖が起こると考えられる．

3）構造的リモデリング

出生直後の機能的閉鎖に続いて，動脈管の構造的リモデリングが急速に進む．実は，すでに出生前から動脈管壁の構造的変化が始まっているらしい．このような変化を起こすために，動脈管は他の血管とは異なる構造上の特徴をもつ．平滑筋ミオシン重鎖アイソフォーム（SM2）は成人の血管に特異的なアイソフォームで，胎児の他の血管には発現しないが，動脈管では胎児期からすでにSM2が発現している．このように出生直後に収縮するため，動脈管の収縮エレメントは他

メモ16● 運動が高齢出産に伴う先天性心疾患を予防

Down症候群は高齢出産に多いことは有名であるが，先天性心疾患も含めてその他の先天性疾患も高齢出産で頻度が上昇する．その理由として，母体の加齢と子宮の加齢が示唆されている．最近どちらが重要かを調べるためにマウスで子宮移植実験が行われた[9]．すなわち，高齢マウスに若年マウスから，また若年マウスに高齢マウスから子宮を移植し，若年子宮をもつ高齢母体マウスと高齢子宮をもつ若年母体マウスが作製された．すると，若年子宮をもつ高齢母体マウスでは先天性心疾患の発症率が高く，高齢子宮をもつ若年母体マウスでは普通の若年マウスと先天性心疾患の発症頻度に差がなかった．このことから，高齢母体が高齢出産に伴う先天性心疾患リスクの主な原因であると考えられている．

面白いことに母親が一定期間運動を行うと（マウスでは3カ月だが，ヒトでどのくらいにあたるのかは不明），高齢の母親からの先天性心疾患の発症頻度が若年母親からとほぼ同程度になった．運動が高齢出産に伴う先天性心疾患の発症を予防するという，驚くべき結果である．

の血管に比べて成熟しているといわれている。
　構造的変化の代表が動脈管内膜肥厚である。ヒトの場合，すでに胎生後期より内膜肥厚が始まっている。これには，
①平滑筋細胞の増殖と遊走
②ヒアルロン酸をはじめとする細胞外基質の増加
が関与する。肺動脈や大動脈に比べて，動脈管内皮細胞では細胞外基質であるヒアルロン酸とヘパラン硫酸の産生が5〜10倍多い。また，動脈管平滑筋細胞では細胞外基質フィブロネクチンの産生も2倍程度多い。これらの細胞外基質は動脈管平滑筋細胞の遊走を促進し，内膜肥厚形成を促している。

文　献

1. Zhu W, et al. Functional analyses of three Csx/Nkx-2.5 mutations that cause human congenital heart disease. J Biol Chem 2000 ; 275 : 35291-6.
2. Pehlivan T, et al. GATA4 haploinsufficiency in patients with interstitial deletion of chromosome region 8p23.1 and congenital heart disease. Am J Med Genet 1999 ; 83 : 201-6.
3. Basson CT, et al. Mutations in human cause limb and cardiac malformation in Holt-Oram syndrome. Nat Genet 1997 ; 15 : 30-5.
4. Ward C, et al. Ablation of the secondary heart field leads to tetralogy Fallot and pulmonary atresia. Dev Biol 2005 ; 284 : 72-83.
5. Di Felice, et al. Tetralogy of Fallot as a model to study cardiac progenitor cell migration and differentiation during heart development. Trends Cardiovasc Med 2009 ; 19 : 130-5.
6. Sheng W, et al. DNA methylation status of NKX2-5, GATA4 and HAND1 in patients with tetralogy of Fallot. BMC Med Genomics 2013 ; 6 : 46.
7. Unolt M, et al. Transposition of great arteries : new insights into the pathogenesis. Front Pediatr 2013 ; 1 : 11.
8. Yokoyama U, et al. Chronic activation of the prostaglandin receptor EP4 promotes hyaluronan-mediated neointimal formation in the ductus arteriosus. J Clin Invest 2006 ; 116 : 3026-34.
9. Schulkey CE, et al. The maternal-age-associated risk of congenital heart disease is modifiable. Nature 2015 ; 520 : 230-3.

B 発生異常で起こる心筋疾患

1 不整脈原性右室心筋症—なぜ右室優位,脂肪変性,不整脈原性?

1) 不整脈原性右室心筋症とはどんな病気?

不整脈原性右室心筋症 arrhythmogenic right ventricular cardiomyopathy(ARVC)と呼ばれる心筋症がある。右室優位に生じる心筋症で,病理学的には右室の心室瘤や線維化,脂肪変性を特徴とする。特に,脂肪変性が ARVC に特徴的な病理像とされている。名前からもわかるように不整脈を主徴とするが,これも右室起源の不整脈である。心電図で右室誘導($V_1 \sim V_3$)に特異的な QRS 幅の延長を示することから,右室の伝導遅延が関係すると考えられている。それでは,なぜ ARVC では「右室に優位」に病変が起きるのだろう? なぜ「脂肪変性」を生じ,「不整脈」が起こりやすいのだろうか? これらにも発生が関係するようである。

2) なぜ右室優位に脂肪変性が起こるのか?

すでに何度も出てきたが,右室流出路は原始心筒の流出側から遅れて加わる「第2心臓予定領域の前心臓予定領域」由来の心筋細胞により形成される。正常の第2心臓予定領域の間葉系細胞の心筋細胞への分化には,Wnt シグナルと呼ばれる信号が関与する。

間葉系細胞では,デフォルト(Wnt 刺激が入らないとき)では Wnt の下流シグナル β カテニンは抑制されており(図69 右),転写因子 PPARγ によって脂肪細胞へと分化するようにプログラムされている。間葉系細胞に Wnt シグナルが入ると,β カテニンに対する抑制が外れて γ カテニンが核内へ移行する(図69 左)。PPARγ のプロモーター領域に β カテニンが結合することにより,PPARγ の転写を負に制御する。このため,脂肪細胞への分化プログラムのスイッチが OFF となり,代わりに心筋細胞への分化プログラムが ON となる。これが,第2心臓予定領域の間葉系細胞が心筋細胞に分化するメカニズムである。

ARVC ではこの分化シグナルにどのような変調が起きるのだろう? ARVC で同定された原因遺伝子からそのヒントが得られた[1]。ARVC の原因遺伝子の多くは細胞間接着斑(デスモソーム)の構成蛋白をコードし,ARVC は「デスモソーム病」の1つとされている。デスモソームの構成成分の1つプラコグロビン *plak-*

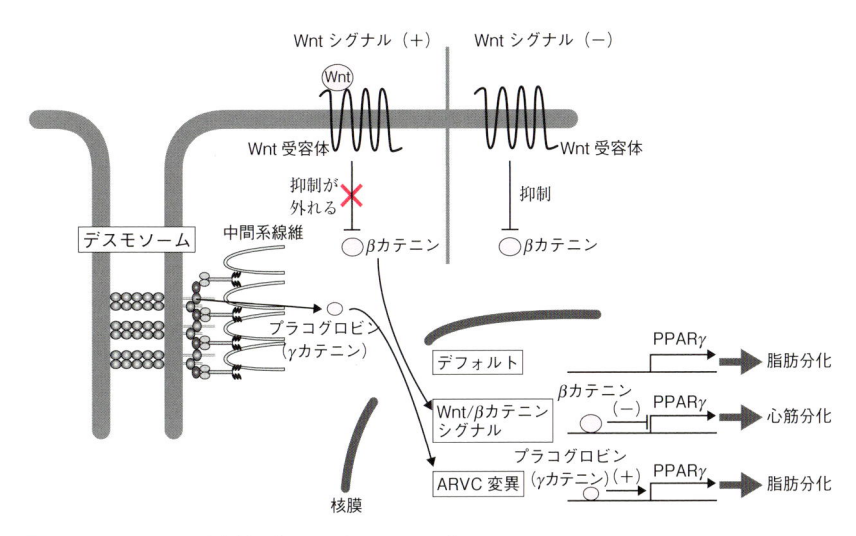

図 69 ARVC で脂肪変性が起こる分子メカニズム

oglobin と呼ばれる蛋白は，分子構造が β カテニンに類似しており，γ カテニンというセカンドネームをもっている．プラコグロビン自身を含むデスモソーム構成蛋白の異常が起こると，プラコグロビンがデスモソームに局在することができなくなる．デスモソームから外れてしまったプラコグロビンは核内に移行し，β カテニンの代わりに PPARγ のプロモーター領域に結合する．このとき，プラコグロビンは β カテニンとは異なり PPARγ の転写活性を正に制御するので，心筋細胞への分化プログラムのスイッチが OFF となり，脂肪細胞への分化プログラムが再び ON となる．これが，ARVC に特徴的な右室流出路優位の脂肪変性がみられる分子メカニズムである（図 69）．

> ●ポイント●
> 第 2 心臓予定領域間葉系細胞の分化
> デフォルト：PPARγ ……脂肪細胞分化
> 心臓発生：β カテニン……心筋細胞分化
> ARVC：γ カテニン………脂肪細胞分化

3）なぜ不整脈が起こりやすいのか？

それでは，なぜこのような変化が主に不整脈を主徴とする疾患を引き起こすのだろうか？ デスモソームに異常が起こると細胞-細胞間の結合が脆弱となり，こ

れとともにギャップ結合の形成にも異常がみられるようになるため，電気的興奮の伝導障害が生じて不整脈が起こりやすくなると考えられる．右室流出路や左室後壁はもともとコネキシン（Cx）の発現が低く，伝導が遅いことを特徴とする（これは Brugada 症候群の病因とも関係する）．右室流出路はポンプ作用というよりもゆっくりとした収縮による括約筋としての機能を示すので，このような遅い伝導が適しているのだ．このため，もともと伝導の遅いところにこのような病理学的な変化が加わって不整脈が起こりやすくなり，力学的には括約筋としての性質をもつためポンプ不全などの作用は遅れて出現してくるものと考えられている．

　右室流出路の伝導が遅い理由として，チャンバー心筋とは異なる原始心筋が残るためという説と，第 2 心臓予定領域由来の心筋が関与するためという 2 つの説がある．どちらが正しいのか，あるいは両方とも関与するのかは，今のところ確固たる証拠はないように思う．

4) 左室優位の ARVC

　最近，植込み型除細動器（ICD）などにより不整脈の管理が進歩したため，進行した ARVC 患者を診ることが多くなった．すると，左室にも病変が進展することが少なくない．また，少数であるが，左室優位に起こってくる ARVC 類似の病態もあることもわかってきた．これらは，左室流出路や左室後壁など，左室にも右室流出路と発生が類似する組織があるためだろうか？

　左室後壁には伝導の遅い原始心筋が残存することはよく知られている．また，第 2 心臓予定領域のマーカー Islet1 を発現した細胞を追跡する実験により，左室にも第 2 心臓予定領域の細胞が島状に存在することが示された（図 70）[2]．左室優位の ARVC はこのような左室に存在する原始心筋，あるいは第 2 心臓予定領域由来の心筋細胞から起こるのだろう．

2　左室心筋緻密化障害—第 3 の心筋症

1) 左室心筋緻密化障害とはどんな疾患か？

　1926 年に，左室の著明な肉柱形成と深い肉柱間隙を示す疾患[3]が報告され[4]，1990 年に「左室心筋緻密化障害 *noncompaction of left ventricle*」と命名された[5]．2006 年に米国心臓病学会で遺伝性心筋症の 1 つに分類された[6]（図 71）．

　臨床的には，心不全・不整脈・血栓塞栓症・突然死をきたし，エコーや MRI などで診断される．心筋には緻密層と非緻密層（肉柱層）があるが，拡張末期で測定したエコーで，非緻密層／緻密層＞ 2 が左室心筋緻密化障害の診断基準とされる．健常人に行ったエコー検査からは頻度は 1/500 人程度と考えられ，心筋症のなかでは拡張型心筋症・肥大型心筋症に続いて 3 番目に多い．

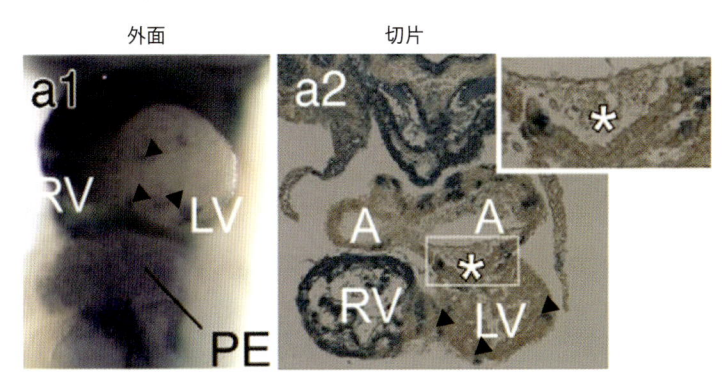

図70 第2心臓予定領域マーカー Islet1 発現細胞の追跡実験。マウス胎生 9.5 日の心臓で，Islet1 発現細胞を LacZ で同定。▲は左室における Islet1 発現細胞。(Ma Q, et al. Reassessment of *Isl1* and *Nkx2-5* cardiac fate maps using a Gata4-based reporter of Cre activity. Dev Biol 2008 ; 323 : 98-104, Elsevier)

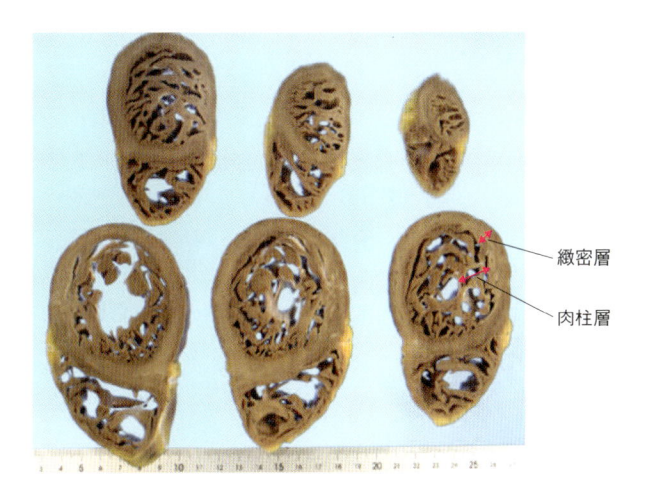

図71 左室心筋緻密化障害の心臓の剖検像 (Val-Bernal JF, et al. Isolated non-compaction of the left ventricular myocardium in an adult treated with heart transplantation. Pathol Int 2006 ; 56 : 35-9, Wiley-Blackwell)

治療としては，心不全に対しては ACE 阻害薬や AT_1 受容体遮断薬 (ARB)，β 遮断薬などを主体とする一般的な薬物療法，NYHA Ⅲ 以上で LVEF ≦ 35% や QRS 幅 ≧ 120 msec では心臓再同期療法 (CRT)，これらでもコントロールできない場合は心臓移植が行われる。致死的な不整脈を認める患者では ICD，血栓塞栓症予防には抗凝固療法 (ワルファリン，NOAC) が行われる。左室心筋緻密化障害の予後などに関しては，まだ十分な検討が行われていない。

常染色体優性遺伝形式を示すものがある。原因遺伝子としては*MYH7*（ミオシン重鎖をコード），*MYBPC3*（ミオシン結合蛋白をコード），*TNNT2*（トロポニンTをコード）などのサルコメア蛋白をコードする遺伝子の変異が中心であるが，そのほかに電位依存性Na^+チャネルをコードする*SCN5A*，ユビキチンE3リガーゼをコードする*MIB1*などが知られている。

2）緻密層の形成と肉柱層の形成・緻密化の分子機構
■ 緻密層の形成

緻密層は心外膜側，肉柱層は心内膜側に位置する。このため，心外膜・心内膜からのシグナルがそれぞれの形成に関与する。ここで重要となるのが緻密層なので，まず緻密層の形成に重要な心外膜由来の因子から見ていこう。

最も重要となるシグナルは，心外膜から分泌される液性因子の線維芽細胞増殖

メモ17 ● 3倍の収縮効率を可能にする心室筋の3層構造

　心室は，心内膜側と心外膜側の心筋は逆向きのらせん構造，その間は輪状構造の3層構造（図72）[7]をとる。ちなみに，心房筋は逆向きの2層のらせん構造からなる（中間の輪状構造がない）。この3層構造が，効率的な血液の駆出を行うために最も効率が良いようだ[8]。実際，1つ1つの心筋細胞は約15％程度しか短縮しないが，心エコーで得られる壁厚変化は40〜50％であり，この3層構造によって約3倍も厚くなることができる。この効率的な血液の駆出に必要な3層構造が形成される分子機構は，まだよくわかっていないようだ。

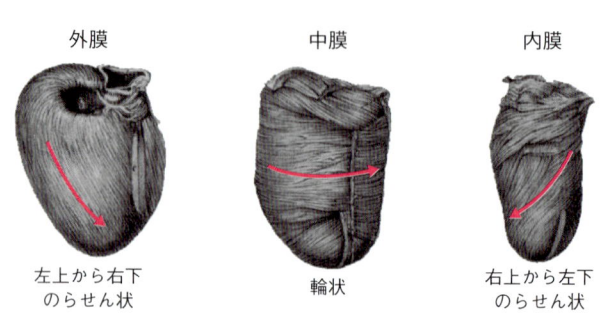

外膜　　　　　中膜　　　　　内膜

左上から右下　　　輪状　　　　右上から左下
のらせん状　　　　　　　　　　のらせん状

図72　心室筋の3層構造（Reprinted by permission from Macmillan Publishers Ltd : Anderson RH, et al. Structural-functional correlates of the 3-dimensional arrangement of the myocytes making up the ventricular walls. J Thorac Cardiovasc Surg 2008 ; 136 : 10-8, copyright 2008）

因子 (FGF) である。これが心筋細胞の FGF 受容体を介して作用し，心外膜側の心筋細胞の増殖，すなわち緻密化に関与する。実際，FGF や心臓特異的 FGF 受容体をノックアウトしたマウスでは，心室壁厚の薄い左室心筋緻密化障害様の心臓ができる。

■ 肉柱層の形成とその緻密化

肉柱層では，まず肉柱層の「形成」が起こり，冠動脈が形成されて肉柱層の役割を終えると今度は「緻密化」が起こる。それぞれのメカニズムを見ていこう。

a) 肉柱層の形成

肉柱層は心内膜側にあるので，その形成と緻密化には心内膜側からのシグナルが関与する。肉柱層の形成に重要となるのが，「Notch」と呼ばれるシグナルである。

Notch は，異なる細胞が接する境界面で働く細胞間シグナルで，一方の細胞膜に Notch リガンドが発現し，他方の細胞膜に Notch 受容体が発現する。$P57^{kip2}$ と呼ばれる分子はサイクリン依存性キナーゼ阻害因子で，細胞増殖を抑制するが，肉柱層特異的に発現する。Notch シグナルが骨形成因子 (BMP10) を介して $P57^{kip2}$ を抑制することにより，細胞増殖の抑制が外れて肉柱層が形成される（図73左）。

b) 肉柱層の緻密化

肉柱層の緻密化には Wnt シグナルが重要となる。Wnt シグナルには，不整脈原性右室心筋症のところで説明した β カテニンを介する経路と，β カテニンを介さない経路がある。前者を，古典的経路 *canonical pathway*，後者を非古典的経路 *non-canonical pathway* と呼ぶ。

肉柱層の緻密化には後者の非古典的経路が関係する。非古典的経路では，Daam1 (disheveled-associated activator of morphogenesis 1) と呼ばれる分子が関与する（図73右）。

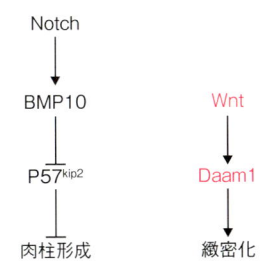

図73 肉柱層形成とその緻密化のメカニズム

> ●ポイント●
> 緻密層と肉柱層の形成・肉柱層の緻密化のメカニズム
> ● 緻密層……心外膜からのシグナル（FGF）
> ● 肉柱層……心内膜からのシグナル
> 　　肉柱層の形成：Notch → BMP10 ⊣ P57^{kip2}
> 　　肉柱層緻密化：Wnt → Daam1

3）左室心筋緻密化障害の分子機構

　以上の緻密層・肉柱層の形成から考えて，左室心筋緻密化障害の機構として理論的には下記の3つの可能性が考えられる。
①緻密層の形成障害
②過剰な肉柱形成
③肉柱層の緻密化の障害
このいずれが関係するのだろう？　これに対する答えは遺伝子異常の解析から得られた。

　ヒトの左室心筋緻密化障害の原因として複数の遺伝子の変異が同定されているが，その多くがサルコメア蛋白である。なぜ，サルコメア蛋白の異常が発生段階の左室心筋緻密化の障害をもたらすかは不明である。例えば，左室心筋緻密化障害で同定された*Tnnt2*変異をもつ遺伝子改変マウスを作成すると，心筋症の病態は呈するが緻密化障害の病態は呈さない。マウスモデルで緻密化障害のメカニズムが明らかとなっているのは，MIB1と呼ばれるユビキチンE3リガーゼをコードする遺伝子*MIB1*の変異である[9]。

　Notchシグナルは，ともに細胞膜に存在するNotchリガンドとNotch受容体が結合することにより起こる細胞-細胞間シグナルである。Notchリガンドがエンドサイトーシスを起こすことによって，シグナルが過剰とならないように調節されている。MIB1はNotchリガンドをユビキチン化［➡用語解説］することにより，エンドサイトーシスを引き起こす。細胞膜MIB1の異常によりNotchリガンドのエンドサイトーシスが起こらなくなると，Notchシグナルが過剰となり，過剰な肉柱形成がもたらされる。上記の②のメカニズムである（図74左）。

　実はNotchシグナルは，それだけではなく③のメカニズムにも関係する。NotchシグナルはErb2/4と呼ばれる分子を介してDaam1を抑制する作用ももつことが知られている。Notchシグナルが過剰になるとDaam1を抑制するので，肉柱層の緻密化も障害される（図74右）。すなわち，左室心筋緻密化障害の発症には肉柱層の過剰な形成と緻密化の障害の両方が関係するようだ。

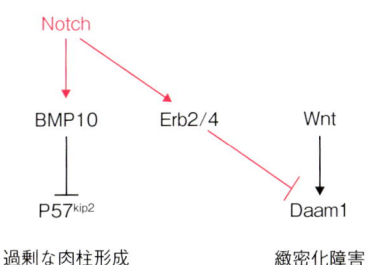

図 74 Notch シグナルによる左室心筋緻密化障害

用語解説
■ ユビキチン化

　ユビキチンは 76 アミノ酸からなる蛋白で，すべての細胞に存在することからユビキタスにちなんでその名前がついている。ユビキチンは，他の蛋白のリジン基に結合する。ユビキチン自身の 48 番目あるいは 63 番目のリジンを介して多数のユビキチンが鎖のように結合し，ポリユビキチン化される。48 番目のリジンを介したポリユビキチンと 63 番目のリジンを介したポリユビキチンとでは，異なる作用を示す。

　48 番目のリジンに結合したポリユビキチンはタグとして作用する。このタグが付くと，「この蛋白はもういりませんよ，壊してください」ということを意味することになり，プロテアゾームと呼ばれる特殊な蛋白分解装置により蛋白の分解が行われる。

　63 番目のリジンに結合したポリユビキチンは，様々なシグナル伝達を行う。その代表的なものが細胞内輸送である。MIB1 の場合でも，Notch リガンドをポリユビキチン化することにより，これを細胞内に輸送，すなわちエンドサイトーシスする。これによって，Notch シグナルが過剰にならないように調節している。

文　献

1. Garcia-Gras E, et al. Suppression of canonical Wnt/beta-catenin signaling by nuclear plakoglobin recapitulates phenotype of arrhythmogenic right ventricular cardiomyopathy. J Clin Invest 2006 ; 116 : 2012−21.
2. Ma Q, et al. Reassessment of *Isl1* and *Nkx2−5* cardiac fate maps using a *Gata4*-based reporter of Cre activity. Dev Biol 2008 ; 323 : 98−104.
3. Val−Bernal JF, et al. Isolated non-compaction of the left ventricular myocardium in an adult treated with heart transplantation. Pathol Int 2006 ; 56 : 35−9.

4. Grant RT. An unusual anomaly of the coronary vessels in the malformed heart of a child. Heart 1926 ; 13 : 273-83.
5. Chin TK, et al. Isolated noncompaction of left ventricular myocardium. A study of eight cases. Circulation 1990 ; 82 : 507-13.
6. Maron BJ, et al. Contemporary definitions and classification of the cardiomyopathies : an American Heart Association Scientific Statement from the Council on Clinical Cardiology, Heart Failure and Transplantation Committee ; Quality of Care and Outcomes Research and Functional Genomics and Translational Biology Interdisciplinary Working Groups ; and Council on Epidemiology and Prevention. Circulation 2006 ; 113 : 1807-16.
7. Anderson RH, et al. Structural-functional correlates of the 3-dimensional arrangement of the myocytes making up the ventricular walls. J Thorac Cardiovasc Surg 2008 ; 136 : 10-8.
8. Anderson RH, et al. Heuristic problems in defining the three-dimensional arrangement of the ventricular myocytes. Anat Rec Part A 2006 ; 288A : 579-86.
9. Luxán G, et al. Mutations in the NOTCH pathway regulator MIB1 cause left ventricular noncompaction cardiomyopathy. Nat Med 2013 ; 19 : 193-201.

C 発生に関係する不整脈疾患

1 WPW症候群―房室管の絶縁の失敗が原因？

1) WPW症候群とは？

　心房と心室の間は，房室結節以外では「線維輪」と呼ばれる線維性組織で絶縁されている。したがって，心房と心室を電気的に連絡する通路は房室結節だけとなる。このため，心室の興奮は「房室結節→His束→脚→Purkinje線維」という心室刺激伝導系を通って心室を心尖部から心基部の方向，すなわち下から上に興奮させる。ところが，1,000人に1～3人の頻度で心房と心室を直接連絡する副伝導路 bypass tract（Kent束）をもつ人がいる。このような疾患を，同定した3人の医師の名前をとってWolff-Parkinson-White（WPW）症候群と呼ぶ。

　WPW症候群の特徴は，「房室結節→心室刺激伝導系」という通常の興奮伝播と，「Kent束→心室筋」という副伝導路を介する興奮伝播が，同時に起こることである。このため，心電図では両方の波形が融合した波形をしており，
・PR間隔短縮
・QRS幅延長
・デルタ（Δ）波

を特徴とする。また，「心房→房室結節→心室→Kent束→心房」という解剖学的に存在する回路を通るリエントリーによる不整脈，すなわち房室回帰性頻拍 atrio-ventricular reciprocating tachycardia（AVRT）が起こることがある。心房細動など心房の頻回興奮による不整脈が起きた場合，通常は房室結節で心室に伝播する興奮の頻度が間引かれ，心室レートはそれほど速くならない。ところがWPW症候群では，Kent束にはそのような間引く性質がないので，心室レートが頻回となる。WPW症候群のためQRS幅も広く，心室頻拍のように見えることから「偽性心室頻拍 pseudo-VT」とも呼ばれる［➡拙著「そうだったのか！臨床に役立つ不整脈の基礎」参照］。

　線維輪は，房室管のアポトーシスと，心外膜の上皮細胞の上皮-間葉移行（EMT）による間葉系細胞への転換とこれに続く線維芽細胞への再分化により形成される［➡ p.58参照］。それでは，どのようにしてこの線維輪に電気的連絡をもつ副伝導路ができるのだろう？　これには，今までに2つのメカニズムが知ら

2）ヒト PRKAG2 変異からわかった WPW 症候群の発症機序

　AMP キナーゼ（AMPK）と呼ばれるリン酸化酵素がある。これは，飢餓時などに細胞内 ATP の分解が進み AMP 濃度が上昇すると活性化される酵素であり，細胞の代謝やエネルギー恒常性と深い関係がある。

　AMPK は，触媒サブユニット（α サブユニット）と調節サブユニット（β サブユニット，γ サブユニット）［→用語解説］からなる。α サブユニットには $α_1$・$α_2$，β サブユニットには $β_1$・$β_2$，γ サブユニットには $γ_1$・$γ_2$・$γ_3$ がある。このなかで，心臓で豊富に発現する $γ_2$ サブユニットをコードする遺伝子 PRKAG2 の変異により引き起こされる WPW 症候群が報告されている。WPW 症候群にも稀に家族性を示すものがある。Gollob らは家族性 WPW 症候群家系の遺伝子解析を行い，PRKAG2 の Arg531 の Gly への変異（R531G）を同定した[1]。PRKAG2 の R531G 変異を有する患者は，下記の3つの特徴的表現型を示した。
① WPW 症候群
② 進行性の心筋伝導障害
③ グリコーゲン貯留を伴う心筋肥大
上記の①〜③を有する患者で，少なくとも PRKAG2 変異が8種類同定されている。

> **用語解説**
> ■ 触媒サブユニットと調節サブユニット
> 　多くの酵素は，触媒サブユニットと調節サブユニットの異種多量体からなる。単量体からなる酵素でも，1つの蛋白の中に触媒ドメインと調節ドメインをもつ。触媒サブユニットは酵素が本来もつ機能，例えばキナーゼであればリン酸化，プロテアーゼであれば蛋白分解を発揮するサブユニットであり，調節サブユニットはその機能を調節する作用をもつ。
> 　実は，調節とはいっても，ほとんどが抑制であり，調節サブユニットが結合しているときは酵素活性は抑制されている。何らかの刺激により，この抑制が外れて酵素が活性化される。酵素をはじめとする生体内にあるシグナル伝達系は，デフォルトでは抑制がかかっており，このブレーキが外れるとシグナルが走り出すことを把握しておきたい。

　エネルギー代謝に関わる遺伝子の変異で WPW 症候群が起きたのは意外である。そのメカニズムは，PRKAG2 変異を有するノックインマウスの解析から明らかにされた。AMPK は飢餓状態になると活性化され，グリコーゲンを分解し

てエネルギー源として利用する．ところが，PRKAG2変異マウスから単離した心筋細胞ではグリコーゲン合成が亢進していた．AMPKの調節サブユニット，すなわちブレーキの機能獲得変異によりAMPK機能が抑制されてグリコーゲン分解が起こらなくなり，グリコーゲン貯留を伴う心筋肥大が起こったものと考えられる．

　房室管から房室結節ができる過程で，正常でも生後数日は線維輪の中に房室管の遺残が残るが，極めて細い組織なので電気的興奮を伝播することができず，また数日で消失して成体では存在しなくなる．ところが，PRKAG2変異で房室管の遺残の細胞にグリコーゲンが貯蔵され細胞の電気容量が増加すると，電気的な伝導性が維持される．また，グリコーゲンが貯蔵した房室管の遺残は，成体となってもKent束として残る．これが，家族性WPW症候群で見つかったAMPKの異常によりKent束が生じる分子機構である．

3) 遺伝子改変マウス実験からわかった Notch シグナル−Tbx2/Tbx3 を介する経路

　房室結節の発生で，形態学的な房室管のアポトーシス，および房室管表面の上皮細胞の上皮−間葉移行による線維輪形成の2つに加えて，遺伝的には次の3つのイベントが起こる．
① 房室結節型遺伝子の発現誘導
② 固有心筋型遺伝子の発現消失
③ 上皮−間葉移行（EMT）

　発現誘導される房室結節型遺伝子としては，房室結節特異的コネキシン（Cx30.2），T型Ca^{2+}チャネル（CACNA1G），過分極誘発性陽イオンチャネル（Hcn4：別名，ペースメーカーチャネル）がある．これらの遺伝子発現は，転写因子Tbx5により誘導される．一方，抑制される固有心筋型遺伝子には，Cx40，Cx43と電位依存性Na^+チャネル（SCN5A）がある．転写因子Tbx2/Tbx3はこれらの遺伝子の発現を抑制するとともに，上皮−間葉移行を誘導する．簡単に整理すると，

・Tbx5　→房室結節型遺伝子発現
・Tbx2/Tbx3→固有心筋型遺伝子発現抑制

となる．ここで少し複雑となるが，Tbx2/Tbx3の発現はNotchシグナルにより負に制御される（図75）．マウスの実験で，Notchシグナルを活性化させると副伝導路が出現することが観察された[2,3]．過剰なNotchシグナルによりTbx2/Tbx3の発現が抑制され，固有心筋型遺伝子（Cx40・Cx43・SCN5A）発現の抑制が起こらず，上皮−間葉移行による心房−心室間の線維組織形成も不完全となるため，副伝導路が形成されたものと考えらえる．このとき，Tbx2は房室結節の左側，

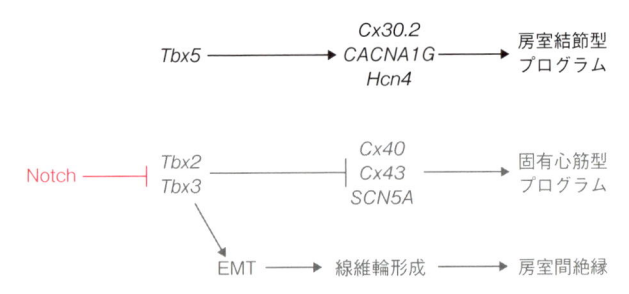

```
Tbx5 ─────────→ Cx30.2     ──→ 房室結節型
                CACNA1G        プログラム
                Hcn4

Notch ─┤ Tbx2 ─┤ Cx40      ──→ 固有心筋型
        Tbx3    Cx43           プログラム
                SCN5A
           ↓
          EMT ──→ 線維輪形成 ──→ 房室間絶縁
```

図75　NotchシグナルとWPW症候群。EMT：上皮−間葉移行。

Tbx3は房室結節の右側に発現することから，Tbx2の機能獲得変異が左側Kent束，Tbx3の機能獲得変異が右側Kent束の発生に関わるのではないかと示唆されている。

1,000人に1～3人認められるWPW症候群において，これらのAMPKシグナルとNotch−Tbx2/Tbx3シグナルがどの程度関与するのかはまだ不明である。

2　心房細動―高齢者に多い疾患にも発生が関係

　心房細動は「70歳以上＝高リスク年齢」とする高齢者に多い不整脈である。したがって，心房細動は加齢に関するシグナルが影響する疾患で，発生には無縁と考えられてきた。しかし，心房細動の発症にも遺伝的因子が関与することが明らかとなり，全ゲノム相関解析 genome-wide association study（GWAS）により遺伝的因子の探索が精力的に行われている［→拙著「そうだったのか！　臨床に役立つ心血管ゲノム医学」参照］。その結果，数多くある心房細動のGWAS研究において圧倒的に相関が高かったのは，意外にも発生段階で心臓の左右を決める遺伝子 Pitx2c であった。

1）心房細動の発生にはトリガーと維持機構が関与

　高齢者に多い心房細動が心臓発生に関わる転写因子 Pitx2c とどのように関わっているかを理解するために，ここで心房細動の発生機序を少し見てみよう。不整脈の発生にはトリガーと維持機構が関与する。心房細動や心室頻拍・心室細動など多くの不整脈の維持機構はリエントリー回路（＝基質）である。そして，リエントリー性不整脈においても triggered activity や異常自動能などが発生のトリガーとなっている。

> ●ポイント●
> **心房細動を含む多くの不整脈では，**
> ・トリガー……triggered activity，異常自動能
> ・維持機構……リエントリー回路（＝基質）

従来，心房細動はその名称から，トリガーも維持機構も心房にあると考えらえてきた。ところが，1998年にフランスの医師 Michael Haïssaguerre 博士が行った有名な研究で，カテーテルによる左房内マッピング中に心房細動を停止した後に再発する場所の同定が行われた[4]。その結果，なんと69例中65例（94％）で心房細動が肺静脈から再発した。この発見によって，「心房細動のトリガー＝心房」という概念から「心房細動のトリガー＝肺静脈」へと，大きなパラダイムシフトが起きた。

これにより，心房細動は肺静脈心筋スリーブ（袖）からの異常興奮がトリガーとなり，これが左房に伝わって，細胞のイオンチャネル発現の変化による電気的リモデリングや線維化などによる構造的リモデリングが起こると心房細動が維持される，と考えられている（図76）。

2）心房細動の全ゲノム相関解析（GWAS）

多くのコモン疾患（高血圧，糖尿病，脳卒中など）は，遺伝的リスクと環境的リスクの両者が関与することによって引き起こされる。遺伝的リスクは，多型 *variant*（あるいは *polymorphism*）と呼ばれる塩基配列の変化によりもたらされる。このような多型は，30億塩基対あるヒトゲノムの約1％（3000万）で同定されており，さらに数が増えることが予想される。1人1人はさらにこの1/10の

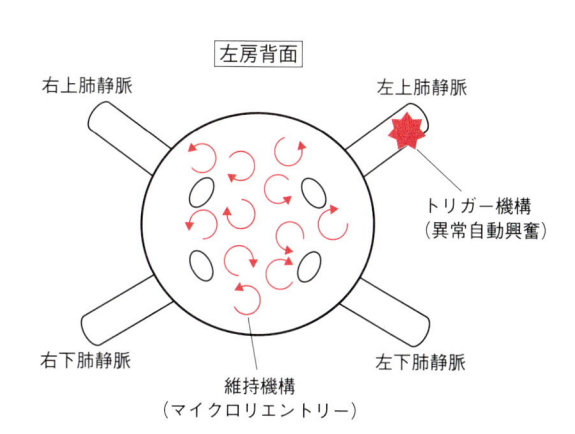

図76　心房細動のトリガーと維持機構

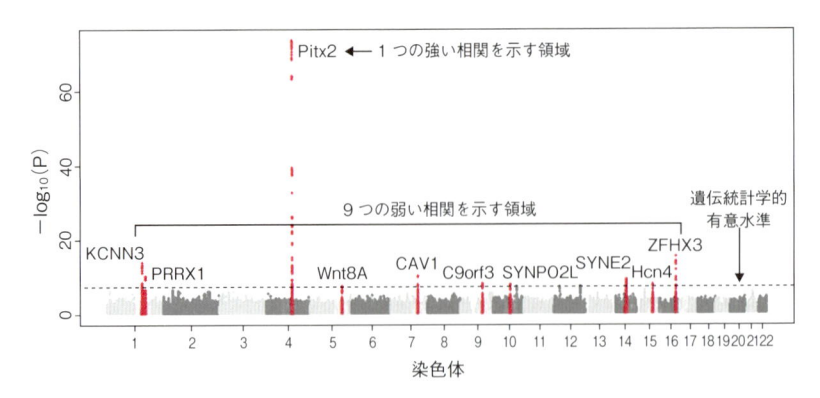

図77　心房細動GWASの結果のマンハッタンプロット（Reprinted by permission from Macmillan Publishers Ltd : Ellinor PT, et al. Meta-analysis identifies six new susceptibility loci for atrial fibrillation. Nat Genet 2012 ; 44 : 670-5, copyright 2012）

300万程度の多型をもつ．この多型によって，個々に異なる個性をもつようになり，また，疾患への罹患しやすさ，薬物に対する応答性・副作用のリスクも異なってくる．この遺伝子情報を医療に応用しようというのが「個別化医療（日本では，オーダーメイド医療，テーラーメイド医療ともいう）」である．

　多型にはいろいろなタイプがあるが，1塩基多型 single nucleotide polymorphism（SNP）と呼ばれる「1つの塩基が別の塩基に置換されたもの」が圧倒的に多い．このSNPと疾患との関連を全ゲノムレベルで解析するGWASがさかんに行われている［→拙著「そうだったのか！　臨床に役立つ心血管ゲノム医学」参照］．心房細動についても，2007年よりGWASの結果が報告されている．現時点で最も大規模なGWASは国際メタ解析CHARGE studyであり，心房細動感受性SNPが10個同定されている．その結果のマンハッタンプロット［→用語解説］を図77[5)]に示す．上の点ほど心房細動との関連が強く，横破線が遺伝統計学的有意水準を示すラインであり，この破線より上に飛び出た赤で示した10の領域が有意に心房細動と関連する．なかでも4q25に存在するSNPが圧倒的に心房細動との相関が強く，残りの9個は遺伝統計学的にぎりぎり有意差がある程度の弱い相関がみられる．

> **用語解説**
> ■ マンハッタンプロット
> 　マンハッタンプロットとは，GWASの結果を示す1つの方法である．解析を行ったすべてのSNPを1つの点として示しており，横軸はSNPが位置する染色体の場所を1〜22番の順番で示す．ここでは，性染色体は

解析対象外とし，染色体の区切りがわかるように色分けすることが多い．縦軸は，疾患との関連のp値を$-\log_{10}$値で示す．すなわち，上にいくほど疾患との関連が強いことになる．遺伝統計学的有意差は解析するSNPの数によって変わってくるが，図77では破線で有意水準を示しており，これより上の点が遺伝統計学的に有意に疾患と関連することを意味する．あたかもマンハッタンの摩天楼のように見えるので，「マンハッタンプロット」と呼ばれる．

心房細動のGWASの結果のマンハッタンプロットは特徴的である．疾患との関連が強い1つのSNPと，疾患との関連が弱い複数のSNPからなる．東京スカイツリーが1つだけそびえており，その周りに少しだけ高いビルがあるようにも見えるので，「押上プロット」「スカイツリープロット」とでも呼びたいところである．

3) GWASの結果から見えてきた心房細動の発症メカニズム

心房細動のトリガーの大部分は肺静脈から起こるのだが，肺静脈は第2心臓予定領域の後心臓予定領域由来の細胞から発生する．後心臓予定領域由来の細胞には，Wnt2・Gli1・Islet1という3つのマーカーが陽性の細胞があり，これを心肺前駆細胞（CPP）と呼ぶ［→ p.29 参照］．

心肺前駆細胞にNkx2.5が発現すると心臓流入路心筋前駆細胞となり，肺静脈・心房後壁・静脈洞の心筋細胞に分化する．心肺前駆細胞にNkx2.5が発現しなければ，平滑筋細胞・内皮細胞など肺静脈の非心筋細胞となる．このNkx2.5の発現はPitx2cによって誘導される．したがってPitx2cに関係する心房細動と圧倒的に関係の強い4q25領域のSNP，すなわち遺伝的リスクは，主に心房細動のトリガー機構に関係すると考えることができそうだ．

4) Pitx2cは肺静脈心筋の何と関係するのか？

もう少し踏み込んで考えてみよう．Pitx2cは肺静脈心筋のどのような性質と関係するのだろう？ 今のところ，以下の2つの仮説が立てられている．
①肺静脈心筋の容積
②肺静脈心筋の自動能

■ Pitx2cと肺静脈心筋の容積

Pitx2cが心肺前駆細胞から心筋細胞への分化に関わることはすでに述べた．実はPitx2cは心筋細胞の分化だけでなく，その増殖にも関わっている．すなわち，左房後壁の肺静脈原基周囲の間葉系細胞にマウス胎生11.5日頃にPitx2cが発現すると心筋細胞への分化が誘導され，さらにマウス胎生12.5日以降にNkx2.5が

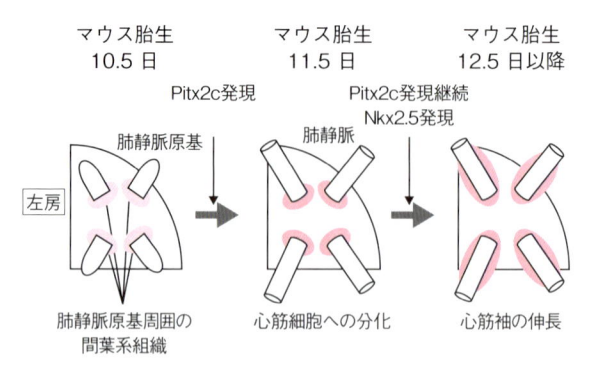

図78 Pitx2cの肺静脈心筋の発生・分化への関与。後壁から左房を見ているシェーマ。

発現すると心筋細胞の増殖が誘導されると考えられている（図78）。

このように，Pitx2cは肺静脈心筋細胞の分化に加えて増殖に関係することから，心房細動のトリガーとなる可能性をもつ肺静脈心筋の量が増えることにより心房細動発症のチャンスが増えるとの仮説が提唱されている。

以前は，肺静脈心筋細胞は心房筋細胞とは起源が異なると考えられていた（前著「そうだったのか！臨床に役立つ不整脈の基礎」ではそのように説明した）。ところが，2013年に心肺前駆細胞という概念が明らかとなり，一部（後壁）の心房筋もWnt2/Gli1/Islet1陽性の心肺前駆細胞から分化することが明らかとなった。30ページの図22にあるように，心肺前駆細胞が心臓流入路心筋前駆細胞になるまでは共通で，そこから肺静脈心筋細胞と心房後壁・静脈洞心筋細胞に分岐する。心房細動に少数ではあるが心房後壁や静脈洞由来の上大静脈・冠静脈洞から起こるものがあることは，これで理解できるのかもしれない。

それでも，肺静脈心筋のほうが圧倒的に心房細動の起源として多い理由として，少なくとも2つの仮説を立てることができる。
①心臓流入路心筋前駆細胞から枝分かれした時点で性質が異なるため，あるいは
②心房と肺静脈という周囲の環境の違いのため
の2つであり，そのどちらが正しいのかは今後の展開を待つ必要がある。

■ Pitx2cと自動能

Pitx2cは，肺静脈心筋の量だけでなく質にも影響する可能性がある。肺静脈原基周囲は右房の洞房結節と左右対称の位置関係にある。ここではもともと洞房結節様の自動能を有する組織が発生初期に存在する。ところが，胎生が進み同部位にPitx2cが発現するのに伴って，自動能が消失する。この自動能の消失にPitx2cの発現が関わっている。

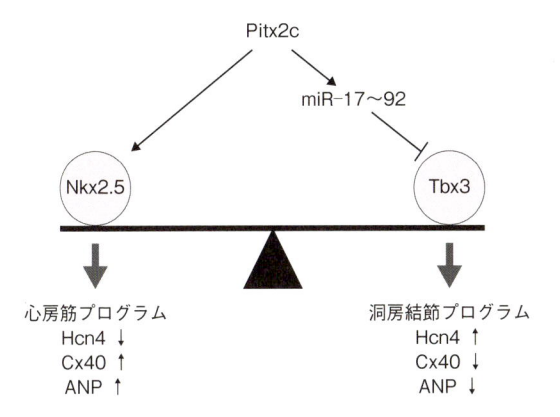

図 79 Pitx2c による洞房結節様遺伝子発現プロフィールの抑制メカニズム

　Pitx2c は Nkx2.5 の転写を誘導すると書いたが，Pitx2c はまた，Tbx3 と呼ばれる転写因子の発現を抑制する働きももつ．Nkx2.5 と Tbx3 のバランスが，心房筋となるか洞房結節心筋となるかを決めている．Nkx2.5 は Cx40 や ANP という心房筋型遺伝子の転写を誘導し，Hcn4 などの洞房結節型遺伝子の転写を抑制する．一方，Tbx3 は Hcn4 の発現を誘導し，Cx40 や ANP の発現を抑制する．したがって，Pitx2c が発現すると，Nkx2.5 発現が誘導されて心房筋型遺伝子の発現が増加し，さらに Tbx3 の発現を抑制することで洞房結節型遺伝子の発現を抑制して心房筋へと分化させる（図 79）．Pitx2c に異常が起こると肺静脈心筋の自動能を抑制するメカニズムが障害され，異常自動能が発生するリスクが増加することが想定されている．

3　Brugada 症候群—第 2 心臓予定領域病？

1）Brugada 症候群とは？

　Brugada 症候群は，心臓に器質的な疾患をもたない患者に起こる心室細動（特発性心室細動）のなかで，右側胸部誘導（V_1〜V_3）に J 点優位の ST 上昇［➡用語解説］を認める疾患で，1992 年にスペイン人医師 Brugada 兄弟によって報告された[6]．Brugada 症候群の多くは常染色体優性遺伝形式を示すが，原因となる遺伝子異常が同定されているものは約 30％ 程度にすぎず，その多くが心筋型電位依存性 Na^+ チャネルをコードする *SCN5A* の変異である［➡拙著「そうだったのか！　臨床に役立つ不整脈の基礎」参照］．Brugada 症候群の病因として下記の 2 つの学説が出されている．
①再分極異常説：早期再分極

②脱分極異常説：伝導遅延

これらは「再分極異常説 vs 脱分極異常説」と呼ばれてホットな議論を呼んでおり[7]，2015年6月時点では決着がついていない。

> **用語解説**
> ■ J点
> 　J点とは，心電図のQRS波とST部分の合流部分（junction）を指す。Brugada症候群では，J点が高く徐々に低下する下降型のST上昇を示すことを特徴とする。
> 　J点優位ST上昇は，再分極異常説・脱分極異常説ではそれぞれ垂直方向・水平方向の電位差で説明される。垂直・水平とは心筋壁に対する方向であり，垂直方向の電位差とは心内膜–心外膜間の電位差，水平方向の電位差とは心尖部–心基部間の電位差を意味する。

メモ18 ● 第1心臓予定領域由来の心房の心耳は無用の長物？

　第1心臓予定領域から発生する心房の心耳は何をしているのだろう？　心房細動では，左心耳にできた血栓が剥がれて血流に乗って移動し脳血管を閉塞する心原性脳塞栓が重大な合併症となる。無治療であれば，心房細動患者では年間約5％に心原性脳塞栓が発症する。この予防のために，心原性脳塞栓リスクを予測するCHADS2スコア，CHA2DS2–VAScスコアなどが考案され，またワルファリンに加えて，トロンビン阻害薬やXa阻害薬といった新しい経口抗凝固薬（NOAC）が次々と開発されている。

　左心耳は心房の収縮にはほとんど関与していない。櫛状筋 pectinate muscle で内面が凸凹しているので血栓ができやすく，「左心耳は過去の遺物で，無用の長物である」と言い切る医師もいる。実際，弁膜症の手術などでは左心耳を摘出したり，あるいは分界溝（第1心臓予定領域と第2心臓予定領域の境である左分界稜の外側の溝）で結紮することがあり，最近では左心耳を閉鎖するカテーテルデバイス Watchman なるものも開発されている。

　本当に心耳は何もしていないのだろうか？　ANPは第1心臓予定領域由来の心房筋から分泌される。ANPは，心不全などで心房が伸展されたことを感知して，防御機構として分泌されるナトリウム利尿ホルモンである。この機能を放棄することでどれほどの影響が出るのかは，今後の分析を待つ必要がありそうだ。

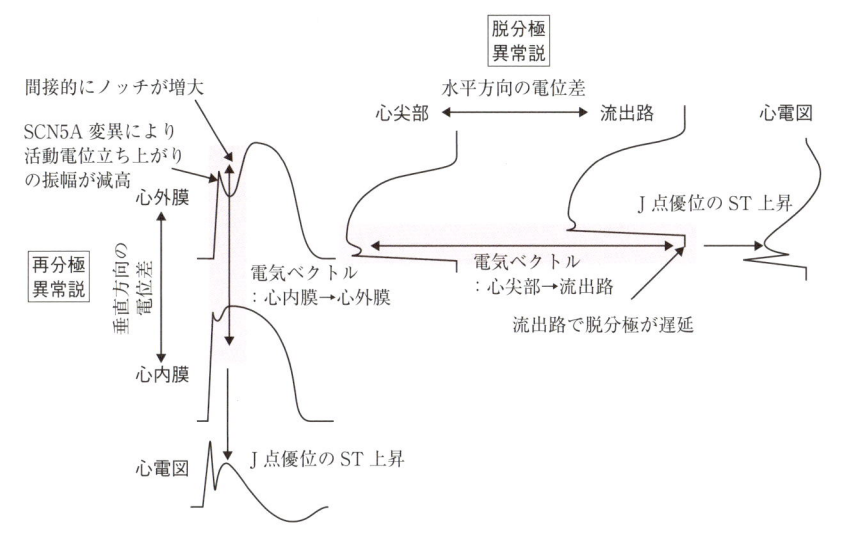

図80 Brugada症候群：再分極異常説 vs 脱分極異常説

■ **再分極異常説**（図80左上）

再分極異常説は，心外膜側で一過性外向き K^+ 電流（I_{to}）が大きいことにより説明される。I_{to} は，心筋活動電位第1相（早期再分極相，「ノッチ」とも呼ばれる）を形成する。I_{to} は心内膜側に比べて心外膜側で大きく，もともとノッチ（Notchシグナルと混同しないこと）は心外膜側で大きい。電位依存性 Na^+ チャネルの機能が抑制されると，活動電位の立ち上がりが小さくなりノッチが大きくなるので，活動電位第1相で心内膜と心外膜の間に垂直方向に電位差ができ，心電図ではJ点優位にSTが上昇するという説である。

■ **脱分極異常説**（図80右）

脱分極異常説は，電位依存性 Na^+ チャネルは伝導に関係するので，その遺伝子の異常は伝導遅延をもたらし，水平方向，特に心尖部-流出路間に電位差を生じ，心電図でJ点優位にSTが上昇するという説である。

●ポイント●
Brugada症候群病態発現機構の2つの説
● 再分極異常説……早期再分極，垂直方向（心内膜-心外膜間）の電位差
● 脱分極異常説……伝導遅延，水平方向（心尖部-流出路間）の電位差

2) Brugada 症候群はなぜ第 2 心臓予定領域病？

それでは，なぜ ST 上昇が右側胸部誘導に起こるのだろう？ それぞれの説の基礎となる考え方について以下に述べる。

■ 再分極異常説

学会などで講演を聞くと，「右室流出路ではもともと心外膜側の I_{to} が大きく心電図のノッチが大きいため，ノッチの増大の影響が右室流出路で顕著となるため」という話を聞く。ただし，これをサポートする確固たるデータは今のところなく，推論が独り歩きしている印象がある。

百歩譲って，仮に「右室流出路で I_{to} が大きい」ことが正しいとした場合，これにはどのような理由が考えられるのだろう？ 2 つの可能性がある。

1 つは，右室流出路は第 2 心臓予定領域から発生するが，第 1 心臓予定領域由来の心筋細胞と第 2 心臓予定領域由来の心筋細胞で I_{to} の発現量が異なる可能性が考えられる。

2 つ目は，心外膜の由来の関与が想定される。心外膜は心外膜前駆組織に由来すると説明した。心外膜前駆組織は，臓側中胚葉から心臓周囲体腔を介して房室管の心外膜に到達し，そこから心房側・心室側に広がって心外膜を形成する［→p.60 参照］。流出路は心外膜前駆組織が最初に到達する房室管から最も遠いため，その心外膜は心外膜前駆細胞により形成されるのではなく，前心臓予定領域（第 2 心臓予定領域の流出路側に加わる部分）の間葉系細胞が流出側から直接（陸続きで）侵入してきて心外膜を形成する（図 81）。この流出路の心外膜形成の違いが関与する可能性も考えられる。

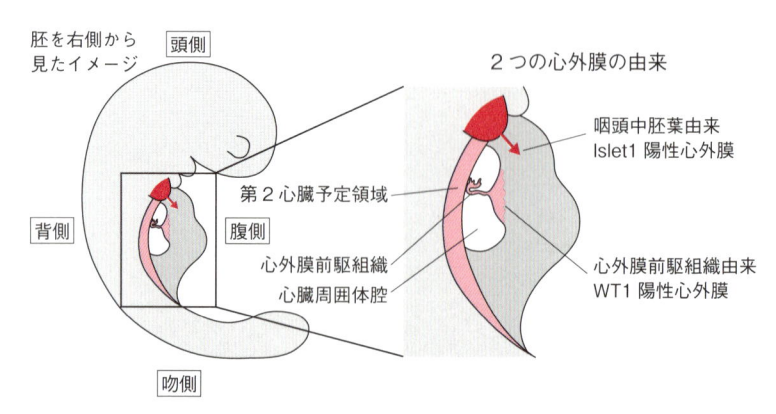

図 81　2 つの心外膜の由来。WT1：Wilm's tumor-1。（山岸敬幸，他編．先天性心疾患を理解するための臨床心臓発生学．メジカルビュー社，東京，2007 より許可を得て改変）

ただし，再分極異常説に関しては，
・本当に右室流出路で I_{to} が大きいのか？
・そうであれば，上記2つのメカニズムのいずれかが関係するのか？
・あるいは，まったく別のメカニズムがあるのか？
などは，まだまったくわかっていない状態である。

■ 脱分極異常説

脱分極異常説の右室流出路に局在する説明はシンプルだ。「右室流出路はコネキシンの発現が少なく，もともと伝導が遅い。心臓全体に発現する電位依存性 Na^+ チャネルに異常があると，もともと伝導の遅い右室流出路で表現型が顕著となる」という考え方である。

＊　　　　＊　　　　＊

いずれにしても，第2心臓予定領域の異常によって起こると考えられ，ARVCやFallot四徴症とともにBrugada症候群は「第2心臓予定領域病」の1つに分類することが提唱されている[8]。

文　献

1. Gollob MH, et al. Identification of a gene responsible for familial Wolff-Parkinson-White syndrome. N Engl J Med 2001 ; 344 : 1823-31.
2. Rentschler S, et al. Notch signaling regulates murine atrioventricular conduction and the formation of accessory pathways. J Clin Invest 2011 ; 121 : 525-33.
3. Aanhaanen WT, et al. Defective Tbx2-dependent patterning of the atrioventricular canal myocardium causes accessory pathway formation in mice. J Clin Invest 2011 ; 121 : 534-44.
4. Haïssaguerre M, et al. Spontaneous initiation of atrial fibrillation by ectopic beats originating in the pulmonary veins. N Engl J Med 1998 ; 339 : 659-66.
5. Ellinor PT, et al. Meta-analysis identifies six new susceptibility loci for atrial fibrillation. Nat Genet 2012 ; 44 : 670-5.
6. Brugada P, et al. Right bundle branch block, persistent ST segment elevation and sudden cardiac death : a distinct clinical and electrocardiographic syndrome : A multicenter report. J Am Coll Cardiol 1992 ; 20 : 1391-6.
7. Wilde AA, et al. The pathophysiological mechanism underlying Brugada syndrome : depolarization versus repolarization. J Mol Cell Cardiol 2010 ; 49 : 543-53.
8. Boukens B, et al. Developmental basis for electrophysiological heterogeneity in the ventricular and outflow tract myocardium as a substrate for life-threatening ventricular arrhythmias. Circ Res 2009 ; 104 : 19-31.

D 発生に関係するその他の心血管疾患

1　Kartagener症候群に伴う右胸心

　全身の運動線毛の運動機能障害を原因とする疾患を「線毛不動症候群」と呼ぶ。このなかに，気管支拡張症と慢性副鼻腔炎，右胸心を伴う内臓逆位を3徴とする「Kartagener症候群」がある。気管支拡張症や慢性副鼻腔炎は，気管支粘膜や鼻粘膜の線毛の動きが悪く，異物を排除できないために感染が繰り返されることから理解しやすいが，線毛不動症から右胸心を伴う内臓逆位が生じる理由が長い間不明であった。

　内臓の左右非対称性が最初に現れるのが心ループであり，心ループの形成には右から左へのノード流が関係することはすでに説明したが，このノード流の形成にはノードの表面に敷石状に存在する上皮細胞の運動線毛が関係しており，運動線毛が回転することにより，右から左へのノード流が形成される [➡ p.22参照]。Kartagener症候群では，このノードの運動線毛の機能障害によって右から左へのノード流ができず，シグナル分子が左側に集積しないため心ループが起こらず，右胸心となることがわかった（図82）。

2　大動脈2尖弁——実は最も多い先天性心疾患

　大動脈弁の発生過程で，動脈幹隆起の起始部の小結節（2つの弁介在隆起と2

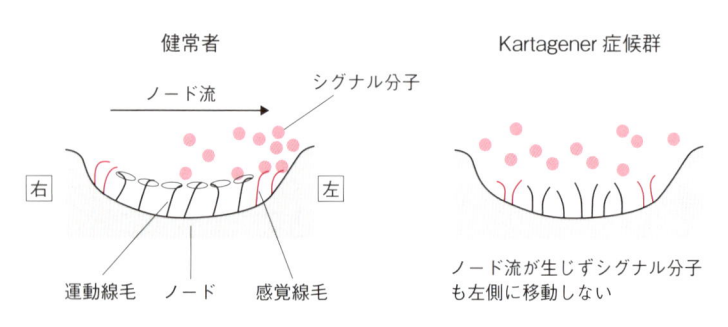

図82　Kartagener症候群における線毛障害

つの主要弁隆起)ができる。動脈幹隆起が癒合して大動脈肺動脈中隔ができるとき，主要弁隆起も癒合し，その結果，肺動脈弁も大動脈弁も3つの弁尖からなるようになる［→ p.47 参照］。ところが，100人に1～2人（1～2%）の割合で，大動脈の弁尖が2つしかない人がいる。この大動脈2尖弁を先天性心疾患と考えると，一番多い先天性心疾患になるのだ。

2尖弁でも生涯症状を認めない人のほうが多いが，様々な年齢で弁の石灰化が生じ，大動脈弁狭窄や大動脈弁閉鎖不全を生じることがある。大動脈2尖弁の母親から生まれた子供は，9.1%の頻度で大動脈弁2尖弁を有するとされる。すなわち，一般人口の5～10倍の頻度で大動脈2尖弁を有することから，ある程度の遺伝性があることが示唆される。

ところで，大動脈弁も肺動脈弁も3尖弁なのに，肺動脈弁で2尖弁が起こらないのはなぜだろう？ 本当に肺動脈弁で2尖弁が起こらないのだろうか，はたまた2尖弁が生じても肺動脈は圧が低いので石灰化などが起こらず，臨床症状を認めないため見逃されているだけなのだろうか？ これらのことも，まだわかっていないのではないだろうか。

正常のヒトでは，大動脈弁には右冠尖（R），左冠尖（L），無冠尖（N）という3つの弁尖があるが，これが2尖弁となるときは，右冠尖と左冠尖が癒合するRL型，右冠尖と無冠尖が融合するRN型，左冠尖と無冠尖が融合するLN型の3パターンが起こりうる（図83）[1]。このうち，RL型が最も多く59%，次いでRN型が37%で，LN型は4%しかいない。

メモ19● 右胸心と「北斗の拳」と中年男子の青春時代

　右胸心はなかなかインパクトが強いようで，しばしばドラマや小説などに取り上げられる。漫画「北斗の拳」でケンシロウは急所「秘孔」の攻撃によって敵を倒すが，サウザーに対してこの攻撃がまったく通用しなかった。後にサウザーが内臓逆位であったため秘孔も左右逆であることがわかり，最終的にサウザーに勝利することができた。

　ショウジョウバエでは，餌に変異誘発物質を混ぜることにより様々な変異体を作成することができ，そこから遺伝子が同定されたものも多い。内臓逆位に関係する遺伝子もショウジョウバエの遺伝学から同定されている。東京理科大学の松野健治博士は，内臓逆位を示すショウジョウバエの変異体を見つけたときに，このハエを「サウザー」と名づけている。1980年代に青春時代を送った我々の世代の男子は「北斗の拳」とともに成長したようだ。

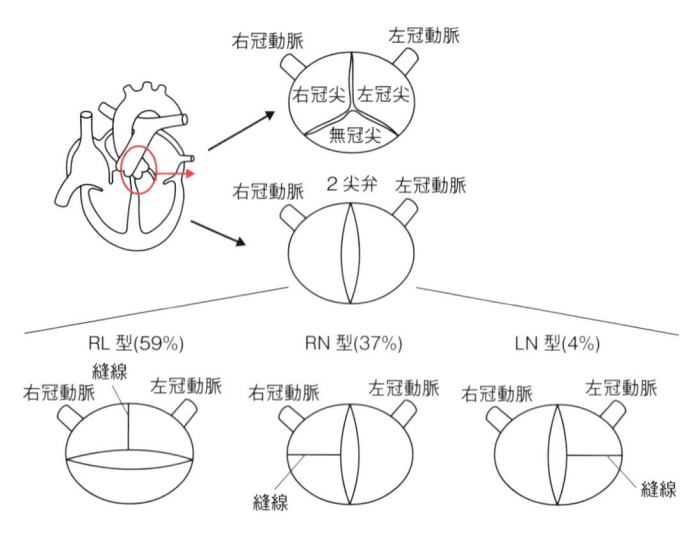

図83 大動脈2尖弁のパターン (Laforest B, et al. Genetic insights into bicuspid aortic valve formation. Cardiol Res Pract 2012 ; 180297. ©2012 Brigitte Laforest and Mona Nemer)

●ポイント●
大動脈2尖弁
- RL型……右冠尖と左冠尖の融合，59%
- RN型……右冠尖と無冠尖の融合，37%
- LN型……左冠尖と無冠尖の融合，4%

3 解離性大動脈瘤—好発部位が発生と関係

　大動脈は，内膜・中膜・外膜の3層からなる．内膜に亀裂が生じて中膜内に血液が流入し，大動脈が真腔と偽腔に分離された状態を大動脈解離という．胸背部の突然の裂けるような激痛を伴って発症する．中膜が次第に裂けて偽腔が末梢側に広がることがあるが，これとともに痛みの部位も移動することがある．動脈硬化により脆弱となった中膜部位に起こると考えられており，動脈硬化の増加とともに最近発症率が増えている．ところが，内膜の亀裂が入る部位を見てみると好発部位があり，上行大動脈の中間部分・大動脈弓・下行大動脈の起始部（左鎖骨下動脈分岐のすぐ遠位）の3部位から起こることが多い．

　大血管の発生のところで説明したが，大動脈の上行部から「第2心臓予定領域→大動脈嚢→第Ⅳ咽頭弓動脈→背側大動脈」と，由来が異なっている．すなわち，

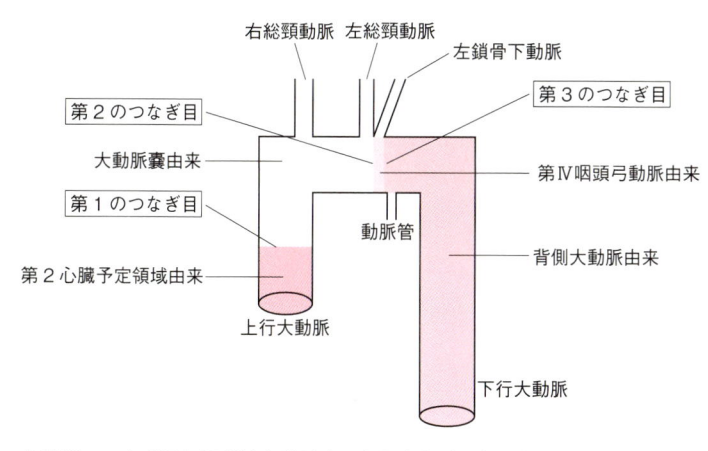

D 発生に関係するその他の心血管疾患

図84 大動脈のつなぎ目と解離性大動脈瘤の好発部位（山岸敬幸，他編．先天性心疾患を理解するための臨床心臓発生学．メジカルビュー社，東京，2007より許可を得て改変）

　大動脈には3つのつなぎ目がある。第1のつなぎ目（第2心臓予定領域-大動脈嚢）は上行大動脈中間部，第2のつなぎ目（大動脈嚢-第Ⅳ咽頭弓動脈）は大動脈弓，第3のつなぎ目（第Ⅳ咽頭弓動脈-背側大動脈）は下行大動脈起始部（左鎖骨下動脈分岐部のすぐ遠位）に位置する（図84）。大動脈解離の好発部位は，これらの3つの異なる由来の領域が接するところとよく一致する。大動脈弓は血流によるストレスが特に強くかかるところで，これまでは血行動態による影響が大動脈解離の誘因と考えられてきたが，2つの系譜の異なる領域のつなぎ目も大動脈解離の誘因の1つと考えることができそうだ。

●ポイント●
解離性大動脈瘤の好発部位
● 上行大動脈…………第2心臓予定領域由来と大動脈嚢由来の境界
● 大動脈弓……………大動脈嚢由来と第Ⅳ咽頭弓動脈由来の境界
● 下行大動脈起始部……第Ⅳ咽頭弓動脈由来と背側大動脈由来の境界

4　肺高血圧症—第2心臓予定領域から発生

　肺動脈も，肺静脈同様生物が陸生化したとき，肺が内胚葉性の原腸から発生し，この内胚葉性の肺と中胚葉性の心臓をつなぐために発達した第2心臓予定領域から発生する。肺動脈は，第2心臓予定領域の前心臓予定領域から発生する。それ

では，この肺動脈の血圧が高くなる肺高血圧と，体血管の血圧が高くなる一般の高血圧には違いがあるのだろうか？ 両者は動脈の血圧が高くなるものでも，まったく異なるものとして扱う必要があるようだ。

1）肺高血圧症の疫学

肺高血圧症は，肺動脈圧が安静時 25 mmHg 以上となる疾患で，原発性と続発性がある。肺高血圧症世界シンポジウムの分類が用いられることが多く，下記のように分類される。

①第 1 群：肺動脈性肺高血圧症 pulmonary arterial hypertension（PAH）
  ・特発性肺動脈性肺高血圧症 idiopathic PAH（IPAH）
  ・遺伝性肺動脈性肺高血圧症 hereditary PAH（HPAH）
  ・薬物および毒物誘発性 PAH：食欲抑制剤など
  ・結合組織病に伴う PAH：強皮症，混合性結合組織病，全身性エリテマトーデスなど
  ・HIV 感染症
  ・門脈肺高血圧症
  ・先天性心疾患
  ・住血吸虫症
  ・肺静脈閉塞性疾患
  ・新生児遷延性肺高血圧症
②第 2 群：左心疾患に伴う肺高血圧症
③第 3 群：肺疾患あるいは低酸素血症による肺高血圧症
④第 4 群：慢性血栓塞栓性肺高血圧症
⑤第 5 群：原因不明あるいは複合的な要因による肺高血圧症

わが国の肺動脈性肺高血圧症の患者数は 2011 年時点で 1,969 名とされているが，その数は年々増えており，実際はもっと多くの患者がいると予想されている。

2）肺高血圧症の臨床像

肺高血圧症は，肺でのガス交換機能の低下と右心負荷の 2 つを併せもつことが基本的臨床病態である。予後を規定する最も重要な因子は，肺動脈圧の上昇ではなく，肺動脈圧上昇に伴う右室拡張期圧・右房圧上昇に伴う右心機能の低下である。最初に病院を受診するきっかけとなる症状のなかで最も多いのは，労作時の息切れと易疲労感であり，右心不全と関係する食欲不振・下腿浮腫などを伴うことがある。下腿浮腫があるのに，食欲不振を伴うので体重は増えないことが多いのが特徴である。

この臨床症状だけで肺高血圧症を疑う医師はほとんどいないと思う。ルーチン

に行われる検査所見から肺高血圧症を疑うセンスが求められ，このような検査所見には，
・胸部X線写真：左2号の突出，右肺動脈下行枝の拡大（15 mm 以上），心拡大
・心電図：右房負荷，右室肥大
・聴診所見：Ⅱpの亢進，三尖弁逆流

などがある．これらの検査所見を伴う場合は，肺高血圧症を疑って右心カテーテル検査などのために専門医にコンサルトするようにしたい．

3) 肺高血圧症の病態発現機構：「機能的狭窄説」から「器質的狭窄・閉塞説」へ

　肺高血圧症の初期には，肺小動脈の狭窄が起こる．抵抗血管である末梢小動脈の狭窄が最初に起こる点は，一般の高血圧とよく似ている．一般の高血圧では交感神経やアンジオテンシンⅡなどの神経液性因子が関与するが，肺高血圧ではこの原因が異なる．以前（1970年代）は，肺血管の「収縮/拡張の不均衡」説，すなわち機能的狭窄説が主体であり，トロンボキサン・エンドセリン-1の血管収縮因子の活性促進あるいはプロスタサイクリン・NOの血管拡張因子の活性低下が原因と考えられていた．関与する分子は異なるものの，一般の高血圧と同様に神経液性因子が関与するという考え方である．

　ところが，現在ではこの機能的狭窄説は否定的であり，「血管壁の異常な細胞増殖による血管腔の狭窄・閉塞」説すなわち器質的狭窄・閉塞説へと変遷してきた[2]．近年，その機序の1つとして，血管壁細胞のアポトーシス抵抗性獲得と異常増殖という腫瘍性増殖説が登場した．遺伝性肺高血圧の原因遺伝子として，BMP受容体Ⅱ型の遺伝子（*BMPR2*），アクチビン様キナーゼ1の遺伝子（*ACVRL1*），endoglinをコードする*ENG*遺伝子，細胞内シグナルである*SMAD*遺伝子など，細胞増殖調節経路の遺伝子に異常が同定されていることは，腫瘍性増殖説を支持するものである．第2心臓予定領域由来の肺動脈がなぜ腫瘍性増殖を起こしやすいのかはわかっていない．

4) 肺高血圧症の治療

　一般的な心不全治療（利尿薬，ジギタリスなど），抗凝固療法（ワルファリンなど）に加えて，血管拡張薬が用いられる．これまではカルシウム拮抗薬が用いられていたが，肺血管拡張薬として，
・プロスタサイクリン：エポプロステノール（フローラン®），ベラプロスト（ドルナー®，プロサイリン®），トレプロスチニル（トレプロスト®）
・エンドセリン受容体拮抗薬：ボセンタン（トラクリア®），アンブリセンタン（ヴォリブリス®）

- ホスホジエステラーゼ5（PDE5）阻害薬：シルデナフィル（レバチオ®），タダラフィル（アドシルカ®）

が開発された。無治療患者の生存期間中央値は2.5年であり，死亡原因は右心不全による突然死である。エポプロステノールで治療を受けた患者の5年生存率は54%となっている。それでも50%を少し超える程度にすぎない。器質的狭窄・閉塞を視野に入れた治療法がないことが一因と考えられ，発生学的視点を取り入れた細胞増殖に介入する治療法の確立が待たれる。

5 褐色細胞腫―神経堤疾患

神経堤の異常によって起こる疾患を神経堤症 neurocristopathy と総称する。神経堤症の代表が褐色細胞腫である。褐色細胞腫は二次性高血圧の代表としてなじみが深く，高血圧患者の0.1〜1%を占める。高血圧 hypertension，代謝亢進 hypermetabolism，高血糖 hyperglycemia，頭痛 headach，発汗過多 hyperhydrosis を症状とし，それぞれの頭文字をとって俗に「5H病」と呼ばれる。これらは腫瘍から分泌されるカテコラミン（ノルアドレナリン，アドレナリン，ドパミン，ドーパが様々な比率で含まれる）によりもたらされる。

また褐色細胞腫は，その疫学的な検討から俗に「10%病」ともいわれる。これは，
- 副腎外発生が約10%
- 両側発生が約10%
- 悪性腫瘍が約10%
- 家族性発生が約10%
- 小児発生が約10%

であることからついた名前である。

神経堤は交感神経と副交感神経に分化するが，それ以外にも神経堤由来の交感神経系組織である副腎髄質など様々な組織の形成に関わる。
- 交感神経系組織：副腎髄質，大動脈分岐部のZuckerkandl小体，傍脊髄の交感神経幹
- 副交感神経系組織：頸動脈小体，心嚢・泌尿器系などの副交感神経節

図85に褐色細胞腫の好発部位を示す。交感神経は体幹の神経堤細胞から発生し血管に沿って発達することから，胸腹部の血管である腎動脈・腹部大動脈の周囲に多いのだろう。最近，悪性高血圧の治療に腎臓交感神経アブレーションが用いられることは，交感神経由来の褐色細胞腫が腎動脈周囲に多いことと一致する。副交感神経は頭部と尾部の神経堤から発生し，不随意運動をする臓器の近くで神経節を作って2次ニューロンに乗り換える。そのため，膀胱などにも好発するのだろう。

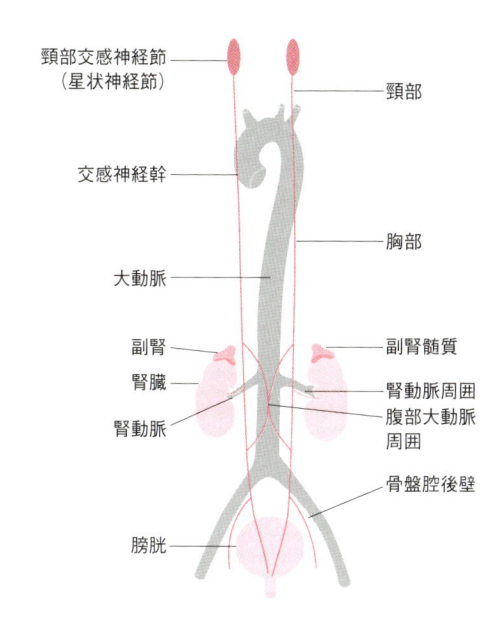

D 発生に関係するその他の心血管疾患　121

図85　褐色細胞腫の好発部位

　褐色細胞腫は，多発性内分泌腫瘍 multiple endocrine neoplasma（MEN）の1つと考えられており，様々な内分泌腫瘍を合併し，甲状腺腫瘍を合併することも多い。
　神経堤細胞は，
・自己複製能がある
・様々な細胞に分化する
・全身の組織に移動する
の3つを主な特徴としたが，これから考えると，腫瘍化すること，全身の様々な場所に発生すること，様々な腫瘍が多発すること，などは合点がいく。
　褐色細胞腫の約10％が家族性を示し，原因遺伝子も複数同定されている。ただし，神経堤細胞の増殖などに関係することが知られている遺伝子はなく，なぜこれらの遺伝子変異が神経堤細胞由来の腫瘍を形成するのかは，今後の検討を待つ必要があるだろう。

文　献

1. Laforest B, et al. Genetic insights into bicuspid aortic valve formation. Cardiol Res Pract 2012 ; 180297.
2. Stenmark KR, et al. Animal models of pulmonary arterial hypertension : the hope for etiological discovery and pharmacological cure. Am J Physiol 2009 ; 297 : L1013 -32.

Part III

再　　生

A 心筋細胞は生後も分裂できる

　細胞周期は，DNA合成期のS期，分裂期のM期，および2つの間期G1期・G2期からなる。ところが，ある種の細胞はこれらの細胞周期の軌道から外れてG0期となり，分裂・増殖することができなくなる。これを「最終分化 terminal differentiation」と呼んでいる（図86）。心筋細胞は，神経細胞と同様に細胞周期の軌道から外れて最終分化し，これ以上は分裂・増殖することのない細胞の代表と捉えられてきた。そのため，一度細胞が死ぬとそれを補充することができず，「梗塞」と名のつく病気，すなわち心筋梗塞・脳梗塞が生じるとされている。

●ポイント●
細胞周期
● G1期：間期
● S期　：DNA合成期
● G2期：間期
● M期　：分裂期
● G0期：最終分化

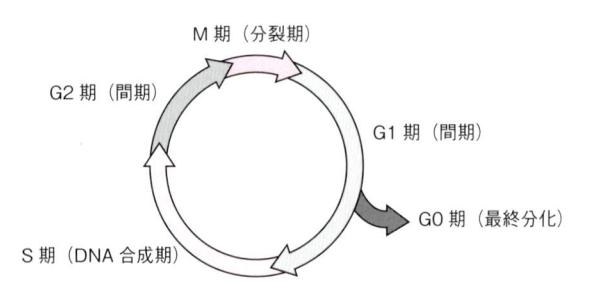

図86　細胞分裂周期

1 ヒト心筋細胞が出生後新たに誕生する証拠

最近，心筋細胞は増殖しないという心筋バイオロジーのセントラルドグマを覆す研究が相次いで発表されている．ここでは主要な論文を2つ紹介しよう．

■ 東西冷戦時代の核実験を利用して得られた証拠

1つは，東西冷戦時代の知見から，心筋細胞が生後新たに心臓で産生されていることが示唆された[1]．冷戦時代にはさかんに核実験が行われ，^{14}C が大量に産生された時期（1955～1963年）があった．この ^{14}C は，大気中で $^{14}CO_2$ となり植物に取り込まれ，さらにヒトや動物がこれを植物性食物として摂取するという食物連鎖に組み込まれる．炭素（C）はDNAの重要な構成元素であるので，増殖中の細胞は細胞周期S期に ^{14}C をDNAに取り込む．^{14}C の半減期は5,730年と長く減衰は無視できるので，「細胞のDNAの ^{14}C＝細胞が誕生したときの大気中の ^{14}C」と考えることができる．言い換えると，細胞のDNAの ^{14}C を測ることによって，その細胞が誕生した時期を推定することができる．そこで，冷戦が始まった1955年以降（図87A），あるいは1955年以前（図87B）の様々な時期に生まれた人の左室DNAの ^{14}C を測定する研究が行われた[1]．

黒線は細胞分裂がないと仮定した場合，ある換算式に基づいて求めた左室DNAの ^{14}C の推定値を示す．実測値（赤丸で示す）とこの推定値を比べると，予想されたように，1955年以降に生まれた人の左室DNAの ^{14}C は換算式どおりとなっている（図87A）．ところが1955年以前に生まれた人では，左室DNAの

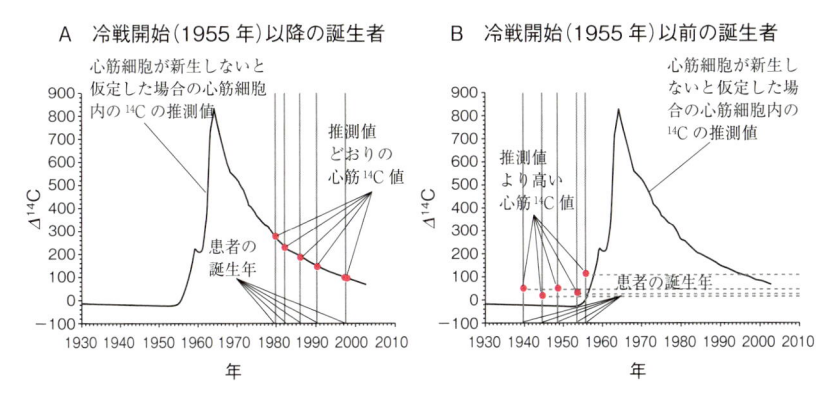

図87 左室DNAの ^{14}C から推定する心筋細胞のターンオーバー．横軸：出生年，縦軸：左室DNAの ^{14}C．黒線は心筋細胞が分裂しないと仮定して求めた推定値．(Bergman O, et al. Evidence for cardiomyocyte renewal in humans. Science 2009 ; 324 : 98-102, Reprinted with permission from AAAS より改変)

^{14}C は細胞分裂がないものと仮定した推定値よりも高い値を示している（図87B）。これは，大気中の^{14}C が高くなった1955年以降にも左室心筋細胞の一部が分裂・増殖を繰り返し，DNA に ^{14}C が取り込まれたことを意味している。

この論文ではさらに詳細な分析が行われており，心筋細胞のターンオーバー率を算出している。10歳ではターンオーバー率は約1％，75歳では約0.45％で，ターンオーバー率は年齢とともに低下するが，一生のうちに50％弱の心筋細胞が入れ替わる。冷戦時代のデータを利用して，このようなことまでわかるとは驚きである。

■ 癌患者での放射線治療を利用して得られた証拠

もう1つの証拠は，ヨードデオキシウリジン（IdU）を利用して得られた。IdU は放射線感受性の物質で，癌の放射線治療の際に増殖細胞に取り込まれる。放射線治療を行った19～104歳の患者8名で，死後心臓から組織切片を作り IdU の取り込み量を測定した結果，2.5～46％の心筋細胞が IdU を取り込んでおり，年間の心筋細胞のターンオーバー率は約22％で，20～100歳の間に15回心筋細胞が入れ替わっていることが示唆された[2]。

＊　　　　＊　　　　＊

これら2つの論文では，心筋細胞のターンオーバー速度が大きく異なる。冷戦時代の研究では生涯に50％弱の心筋細胞が，癌の放射線治療の研究では生涯に15回も心筋細胞が入れ替わると推定されている。どちらが正しいのか，どうしてこのように大きく異なる結果となったのかはわからない。いずれにしても，生後新しく心筋細胞が誕生していることだけは間違いない事実のようだ。

2　3つの異なる心筋再生の戦略

以上の研究から，成体の心筋細胞にも再生する能力があることが確認された。これにより，再生不可能とあきらめられていた心筋梗塞で失われる推定100万～10億の心筋細胞を補充できるのではないかと期待が膨らんでいる。本書は「臨床に役立つ」と銘打っているので，臨床試験が行われている心筋再生の戦略を中心に取り上げる。一部，iPS 細胞やダイレクトリプログラミングなど臨床試験はまだ始まっていないが，注目の高い戦略も解説する。現在とられている戦略は，主に下記の3つである。
① 既存心筋細胞の細胞周期への再導入
② 心筋前駆細胞あるいは心筋前駆細胞由来心筋細胞の移植
③ 非心筋細胞の心筋細胞へのダイレクトリプログラミング

表7 様々な心筋再生のアプローチ

①既存心筋細胞の細胞周期への再導入
・細胞周期活性化因子（cyclin D2）の導入
・細胞周期調節因子上流パスウェイ（hippoパスウェイ）の修飾
・マイクロRNAを用いた戦略
・パラクリン因子を用いた戦略（rhNRG-1）

②細胞移植
・骨格筋芽細胞の移植
・多能性幹細胞（ES細胞・iPS細胞）を用いた戦略
・心臓非局在幹細胞を用いたアプローチ
　骨髄単核球細胞
　間葉系幹細胞
　造血幹細胞／内皮前駆細胞
　脂肪由来間葉系幹細胞
・心臓局在幹細胞を用いたアプローチ
　c-Kit陽性心臓幹細胞
　cardiosphereとcardiosphere由来細胞（CDC）
　その他（Sca-1陽性細胞，サイド・ポピュレーション細胞，Islet1陽性細胞）

③ダイレクトリプログラミング
・GMT因子，GHMT因子
・マイクロRNAを用いたアプローチ

　実は，もう1つ「内因性心筋前駆細胞活性の増強」という戦略もとられているが，まだ臨床展開の目途が立っていないので，本書では取り上げない。
　これら3つのアプローチにもさらに様々に細分類されたアプローチがあり，それらを表7にまとめた。以下の章で，個々の戦略について解説する。

文　献

1. Bergmann O, et al. Evidence for cardiomyocyte renewal in humans. Science 2009 ; 324 : 98-102.
2. Kajstura J, et al. Cardiomyogenesis in the adult human heart. Circ Res 2010 ; 107 : 305-15.

B 既存心筋細胞の細胞周期への再導入

1 細胞周期への再導入

　胎生期心筋細胞は「G1期→S期→G2期→M期」の細胞周期内にあり増殖するが，成熟心筋細胞の多くはG0期に脱しており，増殖しない[➡図86参照]。したがって，G0期に脱してしまった成熟心筋細胞を再度細胞周期に導き入れることができれば，失われた心筋細胞を補充する有力な戦略の1つとなるだろう。

　齧歯類では，心筋細胞は生後第1週に細胞周期からG0期に脱する。ヒトでは，最近の0〜59歳のヒト心臓を用いた研究で，意外にも10歳までは心筋細胞の増殖機構が活発に働いていることが示唆されている[1]。

　細胞周期では，細胞周期のアクセルにあたる「細胞周期活性化因子」と，ブレーキにあたる「細胞周期抑制因子」が綱引きをしている。成熟心筋では，細胞周期活性化因子であるcyclin Aやcyclin B，CDC2などの発現が低下し，逆に細胞周期抑制因子であるサイクリン依存性キナーゼ阻害因子の発現が上昇している。そこで，これらの細胞周期調節因子に対して直接的・間接的に介入する試みが行われている。今のところ下記の4つの方法が試みられている。

①細胞周期調節因子を直接修飾する試み

メモ20 ● 臓器の大きさを決める「hippoパスウェイ」

　臓器にはその大きさを決める仕組みがある。これは肝臓摘出手術を考えると理解しやすい。肝臓がいったん成体の大きさになると，肝細胞は増殖をストップしその大きさが維持されるが，肝癌などで肝臓の一部を切除すると肝細胞の増殖が再開される。そして面白いことに，元の大きさになるまでは増殖を続けるが，元の大きさになると肝細胞の増殖がストップする。

　この臓器の大きさを決めているメカニズムは長い間謎とされてきたが，最近「hippoパスウェイ」と呼ばれるシグナルが関与することが明らかとなった。増殖シグナルのβカテニンとこれを抑制するhippoパスウェイがクロストークすることにより，増殖のONとOFFが制御されているのである。

②細胞周期の上流にある細胞増殖を制御するパスウェイ（特に「hippoパスウェイ」）に介入する試み
③マイクロRNAを用いる試み
④パラクリン因子に介入する試み

これらのなかで，臨床試験まで進んでいるのは④のパラクリン因子に介入する試みである．

2　パラクリン因子を用いた戦略

パラクリン因子に介入する方法は，細胞周期を調節する心筋再生としては臨床試験までこぎつけている唯一の戦略である．インスリン様増殖因子-1（IGF-1），線維芽細胞増殖因子（FGF）などの増殖因子を含め，様々なパラクリン因子が心筋細胞を再度細胞周期に侵入させることがわかった．なかでも，neuregulin-1（NRG-1）と呼ばれる因子での検討が最も進んでいる．図88に示すように，IGF-1・FGF・NRG-1はいずれもPI3Kという蛋白リン酸化酵素を介して心筋細胞の細胞周期再侵入・増殖を促進する．

ヒトリコンビナントNRG-1（rhNRG-1）を用いた第Ⅰ相試験が行われ，その結果が発表された[2]．対象はNYHA Ⅱ～Ⅲ，LVEF＜40％の患者15名で，9名にrhNRG-1，6名にプラセボが11日間静脈投与された．急性作用としては，心拍出量の30％増加，肺動脈楔入圧の30％低下，全身血管抵抗の20％低下，血中ノルアドレナリンの47％低下，アルドステロンの55％低下を認めた．治療後12

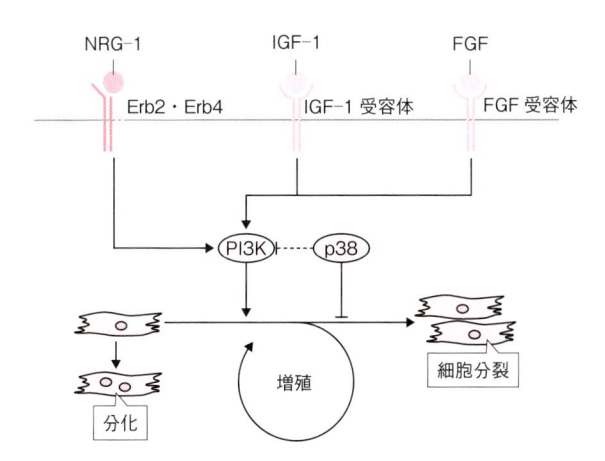

図88　パラクリン因子と細胞増殖（Reprinted by permission from Macmillan Publishers Ltd：Xin M, et al. Mending broken hearts：cardiac development as a basis for adult heart regeneration and repair. Nat Rev Mol Cell Biol 2013；14：529-41, copyright 2013）

表8 rhNRG-1治療のフォローアップ結果

	プラセボ群（11名）		rhNRG-1 0.6 g/kg/日群（11名）		P値
	投与前	90日後	投与前	90日後	
LVEF (%)[#1]	—	15.0±28.3	—	27.1±31.1	NS
LVEDV (%)[#1]	—	−0.15±6.79	—	−8.08±8.79	0.05
LVESV (%)[#1]	—	−2.79±9.53	—	−10.20±10.93	NS
6分間歩行	413±59.9	496±53.7	451±72.3	506±51.1	NS
QOL[#2]	28±20.1	13±12.9	24±13.5	14±12.6	NS
NYHA	2.36	1.82	2.18	1.90	NS

[#1] LVEF，LVEDV，LVESV は投与前からの変化率を％で示す．
[#2] QOL：詳細は不明だが質問票から点数化している．

週でもLVEFの12％増加を認め，大きな副作用などはみられていない．この結果を受けて，ランダム化多施設臨床第Ⅱ相試験が行われた．44名（年齢18〜65歳）のNYHA Ⅱ〜Ⅲ，LVEF≦40％の患者を，プラセボ群（11名），rhNRG-1 0.3 g/kg/日（11名），0.6 g/kg/日（11名），1.2 g/kg/日（10名）の4群に分けている．rhNRG-1あるいはプラセボを10時間かけて静脈注射を10日間行い，MRIを投与前・11日後・30日後・90日後に測定し，臨床データとともに各群間で比較している．その結果，rhNRG-1 0.6 g/kg/日で最も良好な成績が得られている．プラセボ群とrhNRG-1 0.6 g/kg/日群の投与前および90日後の結果を表8に示す．左室拡張末期容量のみrhNRG-1群で有意な改善を示している．

このように，既存心筋細胞の細胞周期への再導入のアプローチは，動物実験レベルでは有望な結果が得られているが，臨床試験では微妙な結果となっている．また，クリアすべき課題も多く残されており，特に細胞周期を修飾するアプローチで常に問題となるのが発癌性であり，その安全性が確認されることが極めて重要と考えられる．

文 献

1. Mollova M, et al. Cardiomyocyte proliferation contributes to heart growth in young humans. Proc Natl Acad Sci USA 2013；110：1446-51.
2. Jabbour A, et al. Parenteral administration of recombinant human neuregulin-1 to patients with stable chronic heart failure produces favourable acute and chronic haemodynamic responses. Eur J Heart Fail 2011；13：83-92.

C 細胞移植治療

1 骨格筋芽細胞の移植

　心臓の修復と再生を目的に，様々なタイプの細胞の移植治療が試みられている（図89）[1]。初期には分化細胞の移植が試みられ，なかでも心臓に対する細胞移植治療の草分けとなり臨床試験まで進んだのが骨格筋芽細胞の移植である。

　骨格筋では，肉離れなどの傷害が起こると骨格筋の周囲に存在する骨格筋前駆細胞である衛星細胞から骨格筋細胞が再生され，傷害骨格筋が修復される。心臓への移植においても，当初は骨格筋前駆細胞である衛星細胞が心臓という環境におかれると心筋細胞に分化するのではないかとの期待がもたれたが，残念ながらそれはみられなかった。さらに，移植片は筋管を形成し，内因性の心筋細胞と電気的な連絡をもつことはなかった。それでも，動物実験で機能的な改善がみられたことから，多くの臨床試験が行われた。

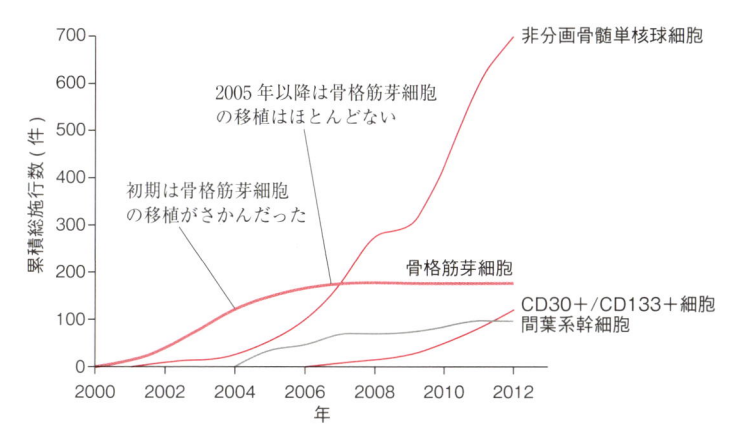

図89　細胞移植治療の年次変化。近年は非分画骨髄単核球細胞またはCD30＋/CD133＋細胞の移植が選択されている。(Sanganalmath SK, et al. Cell therapy for heart failure：A comprehensive overview of experimental and clinical studies, current challenges, and future directions. Circ Res 2013；113：810-34, Wolters Kluwer Health より改変)

骨格筋芽細胞を用いた心臓への細胞移植の臨床試験の結果を表9にまとめた。ほとんどの試験で心室不整脈の副作用がみられ，ICDの植込みが必要となっている。これは，移植した骨格筋芽細胞が心筋細胞と電気的連絡を形成しなかったことに起因すると考えられている。そのため，図89からわかるように2005年を過ぎると骨格筋芽細胞の心臓への移植はほとんど行われなくなった。

表9 骨格筋芽細胞移植の臨床試験

スタディ	患者/コントロール	投与法	細胞数($\times 10^6$)	観察期間	結果	副作用
Menasché, et al.[2]	10/0	CABG中心筋内注入	871	10.9カ月	LVEF↑，壁運動↑，NYHA↓	心室不整脈4/10，死亡2/10
Smits, et al.[3]	5/0	経心内膜心筋内注入	196	3〜6カ月	壁厚↑，LVEF↑，壁運動↑	心室不整脈1/5
Herreros, et al.[4]	12/0	CABG中心筋内注入	221	3カ月	LVEF↑，心筋収縮能↑，viability↑，壁運動↑	none
Siminiak, et al.[5]	10/0	CABG中心筋内注入	0.4	12カ月	収縮能↑，LVEF↑，壁運動↑	心室不整脈4/10，死亡1/10
Ince, et al.[6]	6/6	経心内膜心筋内注入	210	12カ月	LVEF↑，歩行距離↑，NYHA↓	心室不整脈2/6
Siminiak, et al.[7]（POZNAN）	10/0	経皮的冠動脈内注入	100	6カ月	NYHA↓，LVEF↑	none
Dib, et al.[8]	30/0	CABG・LVAD中心筋内注入	10〜300	24カ月	LVEF↑，壁運動↑，viability↑，LVESV・LVEDV↓，NYHA↓	心室不整脈6/30，死亡4/30，心筋梗塞1/30
Biagini, et al.[9]	10/0	経心内膜心筋内注入	15	12カ月	LVEF↑，LVESV↑，NYHA↓	none
Hagège, et al.[10]	9/0	CABG中心筋内注入	62〜100	18〜58カ月（平均49.4）	LVEF↑，NYHA↓	心室不整脈5/9
Gavira, et al.[11]	12/14	CABG中心筋内注入	50	12カ月	LVEF↑，viability↑，収縮能↑	none
Veltman, et al.[12]	14/28	経心内膜心筋内注入	3〜50	4年	LVEF↔	心室不整脈7/14
Menasché, et al.[13]（MAGIC）	97/30	CABG中心筋内注入	400〜800	6カ月	LVEF↔，壁運動↔，LVESV・LVEDV↓	心室不整脈9/97，死亡9/97
Dib, et al.[14]（CAuSMIC）	12/11	経心内膜心筋内注入	30〜600	12カ月	NYHA↓，LV径↓，LVEF↑，壁運動↑，viability↑	心室不整脈6/12
Duckers, et al.[15]（SEISMIC）	26/14	経心内膜心筋内注入	150〜800	6カ月	LVEF↔，6分間歩行距離↑，NYHA↓	心室不整脈12/26
Povsic, et al.[16]	15/8	経心内膜心筋内注入	400〜800	6カ月	6分間歩行距離↑	心室不整脈7/15

2　多能性幹細胞（ES 細胞・iPS 細胞）を用いた試み

　生体は 200 種類，60 兆個の細胞から構成されている。これらは，受精卵からできた未分化な細胞が外胚葉・内胚葉・中胚葉の細胞に分化し，さらに各胚葉のそれぞれの器官の細胞に分化することで形成される。このように 3 胚葉の細胞に分化できる多能性をもった胚細胞を胚性幹細胞 embryonic stem cell（ES 細胞）と呼ぶ。ES 細胞は 1981 年にマウスの胚盤胞 blastocyst と呼ばれる早期胚から樹立された[17]。胚盤胞の内部細胞塊を採取し培養すると（図 90），そこから外胚葉・内胚葉・中胚葉の細胞が形成される。

　1990 年頃には ES 細胞が万能細胞であることが確認され，これを用いた再生医療への期待が大きく膨らんだ。ところが ES 細胞は，胚すなわち受精卵から作らなくてはいけないという倫理面，他人の細胞を用いることによる免疫拒絶反応などの問題点があることから，普及するに至っていない。

　ES 細胞の医療応用の試みから 10 年以上の歳月の後に，iPS 細胞が樹立された。これを用いることで ES 細胞の問題点を克服できるのではないかと，大きな期待を集めているのが 2015 年における現状である。iPS 細胞は読者の方々も興味深いところだと思うので，少し詳しく解説したい。最初に，iPS 細胞がどのように樹立されたのかを見てみよう。

1）iPS 細胞の樹立

　iPS 細胞は読者もご存知のように，京都大学の山中伸弥教授により 2006 年にマウスで[18]，2007 年にヒトで樹立された[19]。iPS 細胞が登場するまでは「一度分化した細胞は未分化な状態に戻ることはできない」というのが発生学のセントラルドグマであった。図 91 左[20]は，発生学者 Conrad Hal Waddington により発表された「Waddington のエピゲノム俯瞰図」だ。発生研究者なら誰でも一度は

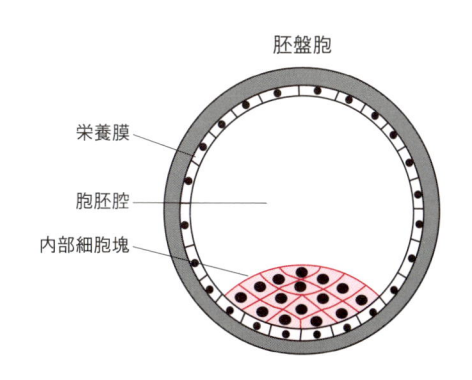

図 90　胚盤胞と内部細胞塊

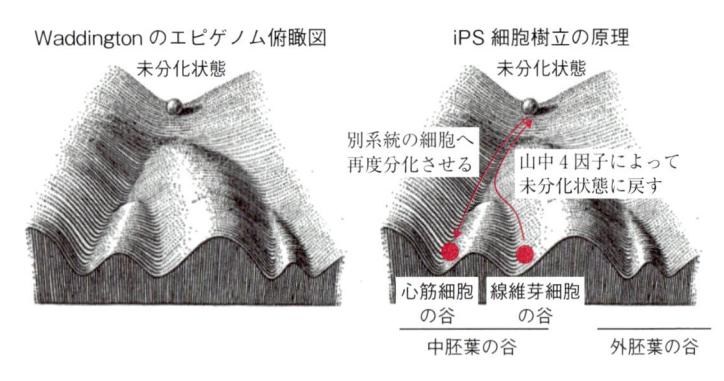

図91 Waddingtonのエピゲノム俯瞰図とiPS細胞樹立の原理（Reprinted by permission from Macmillan Publishers Ltd : Slack JM. Conrad Hal Waddington : the last Renaissance biologist? Nat Rev Genet 2002 ; 3 : 889-95, copyright 2002 より改変）

目にしたことのある図である．岩が尾根の先端にきたとき，どちらの谷に落ちるか（≒どちらの細胞に分化するか）を決め，一度ある谷に落ちてしまうと尾根を越えて隣の谷に移動する（≒別の細胞に分化する）ことはできないということを意味している．

　iPS細胞がノーベル賞の対象となったのは，再生医療への期待のためと思われがちであるが，受賞理由をみると「初期化」という言葉がさかんに使われており，上記の発生学のセントラルドグマを覆したことに大きなポイントがあったことがうかがえる．

　iPS細胞に関する最初のCell誌の論文（2006年）[18]や山中先生の講演から，iPS細胞樹立の経緯がみえてくる．筆者なりに考えてみると，山中先生と当時大学院生だった高橋和利先生がiPS細胞を樹立した際，すでにいくつかの研究からES細胞が未分化状態を維持するのに必要な因子が24個同定されていたようだ（図92A）[18]．そこで，線維芽細胞にこれら24因子すべてを導入すると未分化状態に戻ること，すなわち初期化されることがわかった．次に，初期化するにはこれら24因子のうちどの因子が必要なのかを知るため1つ1つの因子を導入してみたが，脱分化には成功しなかった．ここで，足し算の考え方から引き算の考え方に発想を転換したのではないだろうか．すなわち，1つ1つ足していくのではなく，24因子から1つ1つ除いていき，脱分化の成否を検討している（図92B，C）．その結果，4つの因子Oct3/4, Sox2, Klf4, c-Mycが初期化に必要であるという結果にたどりついた．そこで，これら4つの因子を線維芽細胞に導入すると，見事に多能性幹細胞への脱分化に成功した．これら4つの因子は「山中4因子」，あるいはそれぞれの頭文字をとって「OSKM因子」と呼ばれている．何事も，うまくいかないときには発想を転換してみることが重要であることを示唆している．

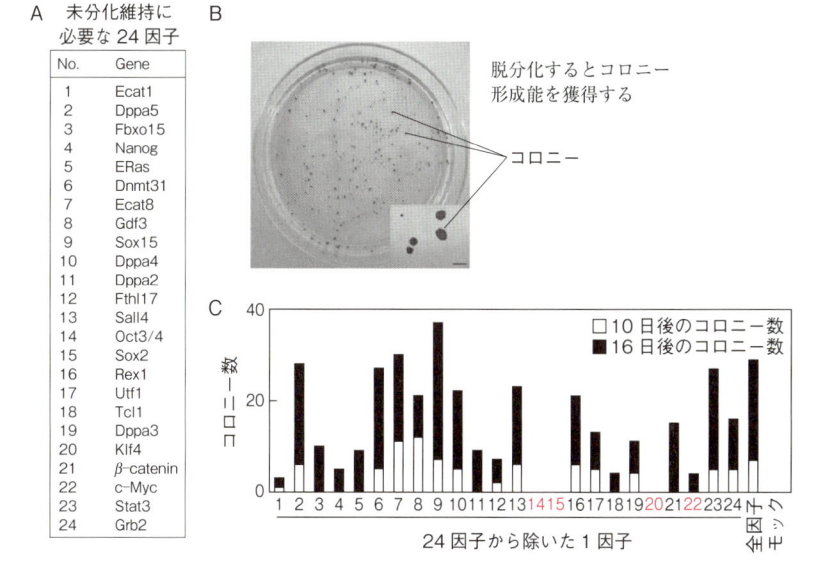

A	未分化維持に必要な24因子
No.	Gene
1	Ecat1
2	Dppa5
3	Fbxo15
4	Nanog
5	ERas
6	Dnmt31
7	Ecat8
8	Gdf3
9	Sox15
10	Dppa4
11	Dppa2
12	Fthl17
13	Sall4
14	Oct3/4
15	Sox2
16	Rex1
17	Utf1
18	Tcl1
19	Dppa3
20	Klf4
21	β-catenin
22	c-Myc
23	Stat3
24	Grb2

図92 山中4因子の発見。A：当時わかっていた未分化状態の維持に必要な24因子。B：脱分化するとコロニーを形成する。C：24因子から1因子ずつ除いて導入したときのコロニー形成能。(C：Takahashi K, et al. Induction of pluripotent stem cells from mouse embryonic and adult fibroblast cultured by defined factors. Cell 2006；126：663-76, Elsevier)

2) 山中4因子以外を用いたiPS細胞の樹立

夢の細胞に思えるiPS細胞にも問題がないわけではない。iPS細胞の問題点の1つは，発癌遺伝子 c-*Myc* を導入していることであり，発癌性が懸念材料とされている。そこで，山中4因子以外を用いたiPS細胞樹立の試み，特にc-Mycを用いない試みが国内外で精力的に行われている。

あらためて図92Cを見てみると，Oct3/4（番号14），Sox2（番号15），Klf4（番号20）を除くと完全にコロニー形成が消失しているが，c-Myc（番号22）を除いてもコロニー形成は完全には消失していないことがわかる。そこで，山中4因子からc-Mycを除いた3因子を導入してみると，少なくとも心筋細胞に分化させるには十分であることがわかった。そこで，これら3因子を「OSK因子」と呼ぶ[21]。OSK因子により完全にはiPS細胞とならないまでも，分化した細胞と未分化細胞の中間の細胞ができているものと考えられている（図93）[22]。

山中4因子の導入では，完全に多能性をもった未分化細胞まで初期化されており，これによって3胚葉の細胞に分化することが可能となる。線維芽細胞と心筋細胞はいずれも中胚葉由来の細胞であることから，心筋細胞の再生だけを考えると，3胚葉分化が可能な段階まで先祖返りする必要はない。OSK因子でどの段

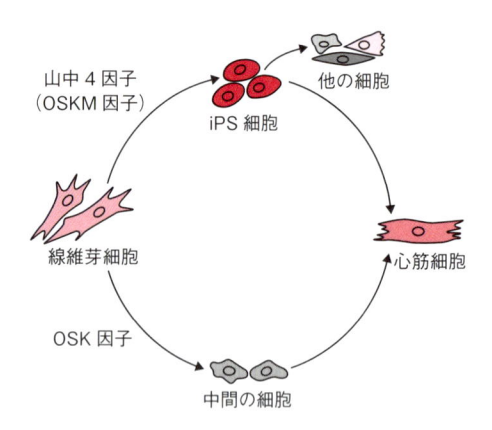

図93 種々の方法による線維芽細胞から心筋細胞の樹立方法（Reprinted by permission from Macmillan Publishers Ltd：Xin M, et al. Mending broken hearts：cardiac development as a basis for adult heart regeneration and repair. Nat Rev Mol Cell Biol 2013；14：529-41, copyright 2013）

階まで先祖返りしているのか正確にはわからないが，多能性幹細胞→中胚葉細胞→心筋細胞／線維芽細胞のどこかの段階まで先祖返りしているものと考えられる．

　慶應義塾大学の福田恵一教授らは，0.1 mL の末梢血から iPS 細胞を樹立することに成功している[23]．iPS 細胞を樹立するためにはドナー細胞が増殖することが必要である．末梢血中のほとんどの細胞は増殖できないが，Ｔリンパ球だけは高い増殖能を有する．そこで，Ｔリンパ球に山中 4 因子を導入することによって iPS 細胞を樹立し，Ｔリンパ球から確立されるので TiPS 細胞と命名した．線維芽細胞から iPS 細胞を樹立するまでには 60〜70 日の時間がかかるが，Ｔリンパ球は増殖速度が速く 25 日で TiPS 細胞を樹立することができる．

3）iPS 細胞の心筋細胞への分化誘導方法

　iPS 細胞を心筋再生医療に応用するためには，これらから効率的に心筋細胞を分化誘導する必要がある．

　心筋細胞への分化誘導に，従来は「hanging drop 法」あるいは「embryoid body（EB）法」と呼ばれる方法がとられてきた．iPS 細胞を浮遊培養すると，自然に胚様体 *embryoid body*（*EB*）と呼ばれる凝集体を作り，3 胚葉に分化する．EB 中の一部の iPS 細胞が自律拍動を開始することから，一部の細胞は心筋細胞に分化していると考えられている．

　hanging drop 法（EB 法）は心筋細胞への分化効率が決して良くないことから，最近では「directed differentiation」と呼ばれる人工的に心筋細胞分化を誘導する

方法が主流となっている。iPS細胞が心筋細胞に分化するときには，まず中胚葉系細胞に分化し，そこから心筋細胞に分化する。iPS細胞から中胚葉系細胞への分化は，パラクリン因子（Activin A，BMP4，bFGF，Wnt3a）により誘導される。次にWnt阻害因子（Dkk1）を加えることにより，心筋細胞への分化が誘導される。こうして，directed differentiation法により30〜70％の心筋分化効率が得られる。

4）iPS細胞由来心筋細胞の特性

それでは，このようにして樹立されたiPS細胞由来心筋細胞はどのような特性を有しているのだろう？ ヒトの心筋細胞と類似した特性を有し，細胞移植治療や病態研究に十分活用できるものができているのだろうか？ 遺伝子発現と形態，機能の側面から見てみよう。

■ 遺伝子発現と形態

iPS細胞からhanging drop法によって拍動するEBを誘導し，その遺伝子発現を見ると，心筋細胞マーカーのNkx2.5，TNNT2やMYH6などの収縮蛋白，カルシウム動態に関係するPLNなどをコードする遺伝子が発現し，成体の左室と極めて類似した遺伝子発現プロフィールを有している。

形態の面では，成体の心筋細胞は長方形をしており，横紋構造がはっきり見えることは誰でも知っているだろう。iPS細胞から分化誘導した心筋細胞では，一部には長方形に近く横紋構造らしきものが見える細胞もあるが，多くの細胞は紡錘形あるいは円形をしており，横紋構造もまだ十分発達していない。

■ 機　能

iPS細胞由来心筋細胞の機能の評価は，主に電気生理学的アッセイ法を用いて行われている。成体心の心房筋細胞・心室筋細胞は自動能をもたないが，iPS細胞由来心筋細胞はほとんどのものが自動能を有する。また，活動電位の形態を見ると，
・結節型：静止膜電位が浅く，拡張期脱分極速度が速い
・心房筋型：静止膜電位が比較的深く，活動電位持続時間が短い
・心室筋型：静止膜電位が比較的深く，活動電位持続時間が長い
の3タイプが混在する[24]。これらの割合は，心筋細胞に分化誘導後活動電位を記録する時期によって若干の違いはあるが，ほぼ心室筋型50％，心房筋型と結節型が25％ずつとなっている。

ただ，心室筋型とはいっても静止膜電位は−70 mV前後で，成体心の心室筋に比べて15〜20 mV浅い。また，拡張期に自動的な脱分極があり自動能を有す

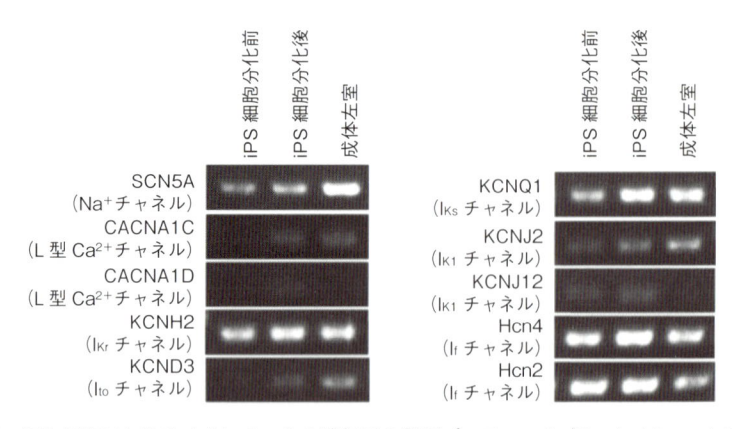

	iPS細胞分化前	iPS細胞分化後	成体左室			iPS細胞分化前	iPS細胞分化後	成体左室
SCN5A (Na$^+$チャネル)					KCNQ1 (I$_{Ks}$チャネル)			
CACNA1C (L型Ca^{2+}チャネル)					KCNJ2 (I$_{K1}$チャネル)			
CACNA1D (L型Ca^{2+}チャネル)					KCNJ12 (I$_{K1}$チャネル)			
KCNH2 (I$_{Kr}$チャネル)					Hcn4 (I$_f$チャネル)			
KCND3 (I$_{to}$チャネル)					Hcn2 (I$_f$チャネル)			

図94 iPS細胞におけるイオンチャネル遺伝子の発現プロフィール (Honda M, et al. Electrophysiological characterization of cardiomyocytes derived from human induced pluripotent stem cells. J Pharmacol Sci 2011 ; 117 : 149-59, Elsevier)

る。これは比較的未熟な心室筋細胞の特徴である。発現するイオンチャネルを見てみると，KCND3（I$_{to}$チャネルをコード），KCNJ2（I$_{K1}$チャネルをコード）などのカリウムチャネル遺伝子の発現が少なく，Hcn4・Hcn2などのI$_f$チャネルをコードする遺伝子の発現が多い（図94）[25]。これらも，未熟な心筋細胞の遺伝子発現プロフィールと似ている。

　iPS細胞由来心筋細胞の力学的特性の検討はまだあまり行われていない。成熟心筋細胞の発生張力は100mN程度であるが，iPS細胞由来心筋細胞の発生張力は1～2mN程度であり，成熟心筋細胞の1/50～1/100程度の発生張力しか得られていない[26]。ミオシン重鎖には，胎児期に発現が多く収縮速度の遅いβMHC（MYH7によりコードされる）と成体心で発現が多く収縮速度の速いαMHC（MYH6によりコードされる）がある。iPS細胞由来心筋細胞では，収縮速度の遅いβMHCの発現が多いことがこの一因と考えられる。

　自律神経調節に関しては，交感神経β刺激薬のイソプロテレノール，副交感神経アセチルコリン作動薬のカルバコールを用いて検討されている。交感神経β受容体刺激には，陽性変時作用・陽性変力作用・弛緩促進作用の3つがある。iPS細胞由来心筋細胞にイソプロテレノールを投与すると，陽性変時作用と弛緩促進作用はみられるが，陽性変力作用はあまりはっきりしない[26]。イソプロテレノールによって増加した心拍動数はカルバコールによってコントロール状態に戻る。交感神経シグナルよりも副交感神経シグナルのほうが早く発達すること，β受容体シグナルも陽性変力作用は未熟心筋でははっきりしないことなどが知られており，自律神経シグナルも未熟心筋細胞に類似する。

　これらのことから，電気生理機能・力学機能・自律神経応答のいずれの側面か

らも，iPS細胞由来心筋細胞は比較的未熟な心筋細胞であると考えられる．

5）iPS細胞由来心筋細胞の分離方法と移植方法
■ 分離方法

iPS細胞由来心筋細胞を移植するときに，分化し損ねたiPS細胞が混じっていると，3胚葉からなる腫瘍である奇形腫 teratoma が形成される．そのため，心筋細胞だけを単離する方法が次の課題となる．

心筋細胞は他の細胞に比べてエネルギー利用率が高く，したがってミトコンドリアの密度が高い．そこで，福田教授らはミトコンドリア色素を使って心筋細胞を単離している．この手法で99.9％の単離効率が得られると報告されている[27]．

心筋細胞の表面マーカーに対する抗体でセルソーティング[➡用語解説]する試みも行われている．ALCAM1と呼ばれる既知の表面マーカーを用いた方法では約60％，VCAM1という新たな心筋細胞表面マーカーを用いた方法では95％の単離効率が得られている．

ミトコンドリア法や表面抗体を利用したこれらの方法はとても優れた方法であり，実験レベルでは極めてうまくいっている．ただし，抗体やセルソーターを用いる必要があるため，大量の心筋細胞を必要とする再生医療への応用には必ずしも適していないようだ．そこで福田教授らは最近，抗体・セルソーターを用いない単離方法を開発している[28]．心筋細胞と非心筋細胞のトランスクリプトーム解析・メタボローム解析から，iPS細胞は解糖系を用いてエネルギーを産生し乳酸を細胞外に排出しているが，心筋細胞ではミトコンドリアの酸化的リン酸化を利用してエネルギーを産生していることが判明した．そこで，無グルコース乳酸添加培地で培養するだけで，98.3％の効率で心筋細胞を濃縮できることを明らかにしている．

> **用語解説**
> ■ セルソーティングとセルソーター（図95）
> 　細胞溶解液を液流（フロー）として流し，細胞の特性を解析する機器をフローサイトメーターと呼ぶ．フローサイトメーターを使って目的の細胞を収集することをソーティングあるいはセルソーティングといい，これを行うフローサイトメーターのことをセルソーターという．目的の細胞を蛍光でラベルした抗体などで蛍光標識し，これをセルソーターにかけるが，通常の分析とは異なり，超音波を当てることにより液流を液滴とする．そこで，レーザーによって目的の蛍光を有する液滴を検出し，これに電荷を付加して，偏向板で電荷を有する液滴だけを収集する．目的の細胞だけ分離する優れた方法である．

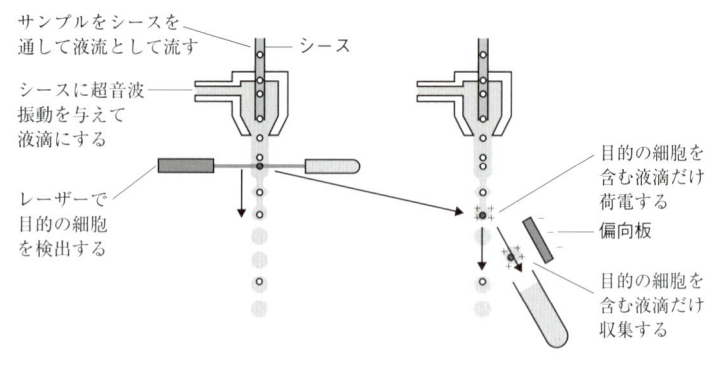

図95 セルソーターとセルソーティングの仕組み

■ 移植方法

　心筋細胞はバラバラの状態で移植するとほとんどが死滅してしまう。それでも，後述 [→ p.159 参照] のパラクリン効果などで一定の効果は期待されるが，現段階では心筋細胞を塊として移植することで移植細胞の生存を目指す方向性がとられている。心筋細胞のボール状の塊（「心臓球」と呼ばれる）あるいは数層の心筋細胞（「心筋シート」と呼ばれる）を移植する方法があるが，心筋シートを移植することが一般的である。

　心筋シートを作る方法としては，温度応答性ポリマーを用いる方法と，フィブリンコートしたディッシュを用いる方法などがあるが，本書では前者の温度応答性ポリマーを用いた方法を紹介する[29]。同法は東京女子医科大学の岡野光夫教授により開発された。細胞は疎水性の基質には接着するが，親水性の基質には接着できない性質をもつ。温度応答性ポリマーのポリ（N-イソプロピルアクリルアミド）は37℃だと疎水性であるが32℃以下になると親水性となる。そこで，温度応答性ポリマーでできたディッシュに心筋細胞を播種し37℃で培養すると，1層の心筋細胞層ができる。これを32℃以下にすると，心筋細胞がディッシュから遊離して心筋シートが作成される。心筋シート1層では十分な収縮力が得られないので，心筋シートを積層して移植されている[30]。ただ，あまり何層も積層すると中心部に血流が行かず壊死を起こすので，新生血管形成を待って数回に分けて移植を行う方法，in vivo で血管を含んだ積層化心筋シートを作成しこれを移植する方法，などが工夫されている。

6）iPS細胞由来心筋細胞を用いた心臓再生実験

　これらの多能性幹細胞を用いた心臓再生は，2015年時点では前臨床段階にあり，主に動物実験が行われている。本書では，大阪大学の澤芳樹教授らのヒトiPS細胞由来心筋細胞のブタの心筋梗塞モデルへの移植実験を紹介する[31]。用い

た方法の主要なポイントを下記に箇条書きにする。
・iPS 細胞樹立方法：山中 4 因子を導入
・心筋細胞へ分化誘導：hanging drop 法
・心筋細胞の精製：乳酸培地を用いた方法
・移植方法：温度感受性ディッシュを用いて作成した心筋シート

このようにして作成した心筋シートを，左前下行枝を結紮し心筋梗塞を作成したブタに 4 週間後に移植している．移植 4 週間後と 8 週間後に心エコーおよび心臓 CT により機能評価を行っている．8 週後の心臓 CT 検査では LVEF は 20% 以上増加し，左室収縮末期容量・左室拡張末期容量とも 20 mL 前後減少していた．

7）iPS 細胞由来心筋細胞を用いた心臓再生治療の展望

　以上のように，iPS 細胞由来心筋細胞の移植実験から有望な結果が得られている．それでは臨床応用はいつごろになるのだろうか？

　2014 年 9 月に，理化学研究所の高橋政代博士がヒトへの移植第 1 例として滲出型加齢黄斑変性患者に iPS 細胞由来網膜細胞を移植した．しかし，現実的な治療法としてこれが普及するのは 10 年後だろうといわれている．表 10 に現時点での文部科学省の iPS 細胞の臨床研究開始目標の年度を示す．ヒト iPS 由来心筋細胞の first-in-man は平成 27 年が予定されているので，網膜細胞移植を参考にすると，普及するのは平成 30 年代後半と予想される．

　費用はどのくらいかかるのだろうか？　網膜細胞移植の第 1 例は 1000 万円かかったとされている（どこまで含めての費用なのかは不明だが……）．年間医療費が 40 兆円に届こうとしておりその適正化が声高に叫ばれているなかで，1 例 1000 万円はいかにも高額であり，この削減も大きな課題となるのだろう．例えば，大量培養ができるようになれば 1 例 100 万円程度まで削減できるだろうといわれている．心臓移植は網膜細胞よりも多くの細胞を必要とするので，これよりも少

表10　iPS 細胞の臨床研究開始の目標年度

年度	疾患
平成 27 年度	心不全
平成 28 年度	Parkinson 病
平成 29 年度以降	貧血
	脊髄損傷
	糖尿病
平成 31 年度以降	変形性関節症
	筋ジストロフィ
平成 31 〜 34 年度	白血病
平成 34 年度以降	腎不全

し費用がかさむことが予想されるが，大量培養が可能となれば数百万円のオーダーでできると予想されている。そうなればICDやCRTと同程度の費用となるので，費用面では現実的な治療法となるだろう。

8) 再生医療以外のiPS細胞の医療応用

2007年のヒトでのiPS細胞樹立を受けて，文部科学省はすぐさま2008年にiPS細胞の医療応用のロードマップを発表した。それによると，3つの大きな柱が示されている。
①細胞移植治療
②創薬応用
③疾患iPS細胞

すなわち，①の再生医療以外の医療応用にも期待が集まっている。ここでは②と③について解説する。

■ 創薬応用

従来は，薬物の効果や副作用のスクリーニングを行う場合，例えば心臓に対する作用を見る場合，
・ヒトの蛋白を非心筋細胞に異所性に発現させ検討する
・ヒト以外の動物種の心筋細胞を用いて検討する
のいずれかが行われてきた。

薬物の市販中止の最も頻度の高い原因が薬物誘発性QT延長症候群であるので，欧米と日本の製薬会社がコンソーシアムを作り，薬物誘発性QT延長症候群のスクリーニングのガイドラインICH-S7Bを作成している。新薬は原則としてこのガイドラインをクリアしない限り市販されない。薬物誘発性QT延長症候群の薬物標的の大部分がhERGチャネルであることから，ICH-S7Bでは前臨床試験として，hERGチャネルをヒト腎臓線維芽細胞〔ヒト胎児腎 *human embryo kidney*（*HEK*）細胞〕に発現させたhERG/HEK細胞で薬物のhERGチャネルに対する作用を調べる「hERGアッセイ」を課している。これに加えて，非ヒト動物種におけるQT延長作用を調べる「QTアッセイ」も求められている。前者では，線維芽細胞という非心筋細胞環境を用いる問題点，すなわち不整脈に関係の深い細胞内カルシウム動態を無視した検討を行う点や，マルチチャネル遮断薬の検討が行えない点などが問題視されている。後者ではヒトと他動物種における種差が問題となる。例えば，ヒトでは心拍が遅いので再分極には活性化の遅い遅延整流性K^+電流が関係するが，マウスやラットなどの心拍が速い動物種では活性化の速い一過性外向きK^+電流が再分極の主成分となる。これでは，ヒトに対する薬効をこれらの動物で評価できないことは明らかである。

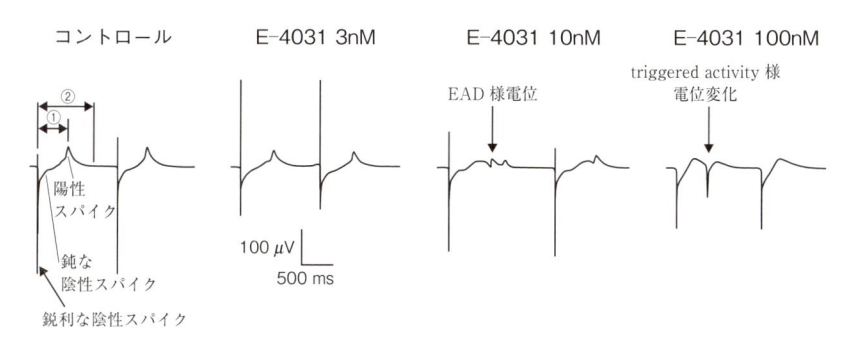

図96 hERG遮断薬のiPS細胞由来心筋細胞の細胞外電位に対する作用（Nakamura Y, et al. Assessment of testing methods for drug-induced repolarization delay and arrhythmias in an iPS cell-derived cardiomyocyte sheet : multi-site validation study. J Pharmacol Sci 2014 ; 124 : 494-501, Elsevierより改変）

　さらに，ICH-S7Bの最も大きな問題はこれ以外にあるようだ．安全性を担保するために非常に大きな安全域が設けられているため，極めて高い有効性，例えば抗癌作用があるにもかかわらず，わずかな薬物誘発性QT延長症候群のリスクのために開発が中止されてしまうことがある．そこで，ヒトiPS細胞由来心筋細胞を用いることで，精度の高い評価システムができ，大きな安全域をとる必要がなくなり，これらの問題点がクリアされると期待されている．実際，iPS細胞の医療応用のロードマップが発表されたとき，3つの柱のなかで創薬応用が最も早く実用化されるだろうといわれていた．

　それでは，ヒトiPS細胞由来心筋細胞を用いた薬物アッセイは本当に画期的なのだろうか？ ヒトiPS細胞由来心筋細胞の再分極に対する薬物作用は，多電極アレイ培養皿に細胞塊を載せ，細胞外電位（これを「フィールド電位 *field potential*」と呼ぶ）を記録することによって行われている．図96左に典型的な細胞外電位を示す[32]．鋭利な陰性スパイクに続き，鈍な陰性スパイク，最後に陽性スパイクが続いている．最初の鋭利な陰性スパイクはNa^+電流成分，鈍な陰性スパイクはCa^{2+}電流成分，最後の陽性成分はK^+電流成分を反映するとされている．心電図のQT間隔に相当する再分極時間は，フィールド電位の開始から最後の陽性スパイクのピークまで（図96①）あるいは終了するまで（図96②）に反映され，これをフィールド電位持続時間 *field potential duration*（FPD）と呼んでいる．hERG遮断薬であるE-4031を投与するとFPDが延長し，高濃度になると早期再分極（EAD）様電位変化（図96中右）やtriggered activity様電位変化が記録される（図96右）．

　ところが，ここに大きな問題がある．前記したように［→p.138参照］ヒトiPS細胞由来心筋細胞は胎児心筋細胞に近く，成体心筋細胞とはその性質に明らかな

違いがある。また，ヒト iPS 細胞由来心筋細胞には結節細胞，心房筋細胞，心室筋細胞が混在しているという問題点もある。これらの違いのために，ヒト iPS 細胞由来心筋細胞を用いても，薬物誘発性 QT 延長症候群のスクリーニングの精度は必ずしも当初の期待どおりの改善を示していない。そこで多くの研究者が，ヒト iPS 細胞由来心筋細胞の成熟化を誘導し，成体心に近い心筋細胞を樹立すること，結節細胞・心房筋細胞・心室筋細胞を区別して分化誘導あるいは単離する技術を開発すること，などに精力的に取り組んでいるのが 2015 年時点の実情である。

■ 疾患 iPS 細胞

遺伝子は，体細胞変異を無視すれば生体のどこの細胞でも同じである。遺伝子の異常によって起こる疾患，例えば心血管疾患であれば心筋症や先天性 QT 延長症候群などは線維芽細胞や T リンパ球でも同じ遺伝子の異常をもっていることになる。そこで，これらの細胞から心筋細胞を作れば，疾患患者と同じ遺伝子変異をもった心筋細胞を手に入れることができ，病態解明や治療法の確立に役立てることができると期待される。さらに，同じ遺伝子異常をもっていても，症状の重い人から軽い人まで様々である。この原因の 1 つとして，他の遺伝子多型が修飾遺伝子 *modifier* として作用することがある。そこで，患者本人から iPS 細胞を樹立することができれば修飾遺伝子を含めて同じ遺伝子型の細胞を手に入れることができるので，オーダーメイド医療の展開も期待される。ただ，疾患 iPS 細胞を作ればすべて解決というわけにはいかず，乗り越えなくてはならない様々なハードルも生じるようである。

ここでは，疾患 iPS 細胞の解析が極めてうまくいったケース，困難であったケースをそれぞれ 1 つずつ紹介する。疾患 iPS 研究が一筋縄ではいかないことを理解していただければと思う。

a) 疾患 iPS 研究が極めてうまくいったケース：先天性 QT 延長症候群 1 型

先天性 QT 延長症候群は，心電図で QT 間隔の延長，torsade de pointes と呼ばれる特徴的な形態の多形性心室頻拍と，これに伴う失神発作・突然死を特徴とする家族性突然死症候群の 1 つである。2015 年時点で少なくとも 13 の遺伝子に変異が同定されているが，1 型は最も頻度が高く遅延整流性 K^+ チャネル遺伝子 *KCNQ1* の変異を原因とする。先天性 QT 延長症候群は遺伝子型によって表現型が異なることを特徴とし，そのため遺伝子診断が保険適応されている数少ない疾患の 1 つである。先天性 QT 延長症候群 1 型の特徴には，交感神経緊張時に不整脈が起こりやすいこと，β遮断薬が有効であることなどがある。

先天性 QT 延長症候群 1 型患者の皮膚線維芽細胞から iPS 細胞由来心筋細胞を作り，多電極アレイシステムで細胞外電位を記録すると，心電図の QT 間隔に相当するとされる FPD が健常者の iPS 細胞由来心筋細胞に比べて有意に長かっ

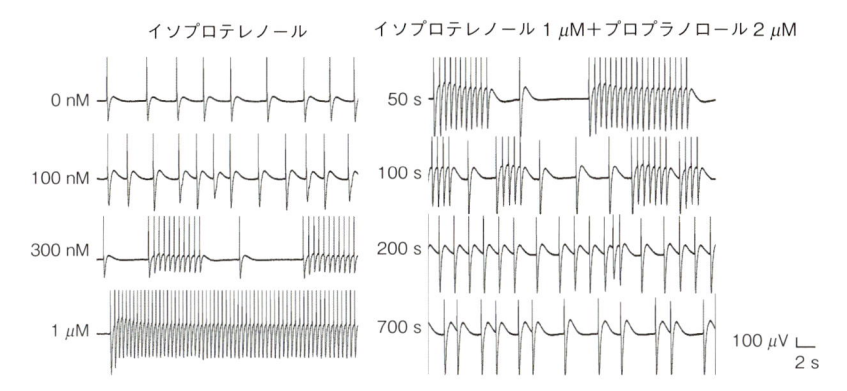

図97 LQT1モデルiPS細胞由来心筋細胞に対するイソプロテレノール，プロプラノロールの作用

た[33]。交感神経刺激を模倣してβ刺激薬のイソプロテレノールを細胞に投与すると，図97左のように不整脈が濃度依存性に誘発された。不整脈が起こっている状態でβ遮断薬のプロプラノロールを投与すると，時間依存性に不整脈が消失した[33]（図97右）。このように先天性QT延長症候群1型では，ヒトiPS細胞由来心筋細胞により表現型の再現がことのほかうまくいっている。

b）疾患iPS研究が困難であったケース：肥大型心筋症

肥大型心筋症は名前のごとく心筋肥大を特徴とする心筋症で，約50％の症例で遺伝子変異が同定されている。心筋細胞の肥大に加えて心筋線維の錯綜配列を特徴とする。慶應義塾大学の湯浅慎介講師らは肥大型心筋症患者3名からiPS細胞由来心筋細胞を樹立し，その特性を検討したが，心筋細胞のサイズを含めて健常者からのiPS細胞由来心筋細胞と明らかな差を認めなかった[34]。

肥大型心筋症患者でも病態が出現するのは，比較的年齢を重ねてからのことが多い。すなわち，病態が発現するためには何らかの生体内の因子あるいは環境因子が作用することが予想される。そこで，湯浅講師らは生体内因子の候補として心肥大誘発作用が知られているアンジオテンシンⅡ，フェニレフリン，エンドセリン-1，インスリン様増殖因子-1を投与している。すると，エンドセリン-1を投与した場合だけ心筋細胞の肥大が誘発され，これとともに細胞内筋原線維の配列の異常と収縮方向の無秩序性がみられた。心筋細胞の錯綜配列は肥大型心筋症の特徴として有名であるが，心筋細胞内の筋原線維にも錯綜配列が生じることが知られている（英語でintracellular disarrayと呼ばれる）。

肥大型心筋症では，遺伝子異常だけでは病態は発現せず，生体内の因子としてエンドセリン-1が作用することが示唆される。このため疾患iPS研究では困難が伴ったが，実はこれは臨床的に重要な示唆を与えてくれる。もしかすると，遺

伝子異常があってもその修飾因子に介入することができれば病態発現を予防あるいは遅延させることが可能なのかもしれない．疾患iPS細胞は，このような治療戦略の研究にも応用することが期待される．

3　心臓非局在の幹細胞を用いたアプローチ

　生体には心臓以外の様々な場所に幹細胞が存在し，そのなかには高率に心筋細胞に分化するものもある．そこで，種々の心臓非局在の幹細胞を用いたアプローチが試みられている．

1）非分画骨髄単核球細胞を用いたアプローチ

　骨髄が様々なタイプの幹細胞の宝庫であることは，ご存知の読者も多いだろう．骨髄には造血系幹細胞・非造血系幹細胞などが存在し，これらは様々なタイプの細胞に分化することができる．骨髄にある幹細胞が心筋細胞に分化することが示されたのは，LacZを発現したマウスを用いた実験によってである．LacZを発現したマウスから骨髄を採取し，LacZを発現しない別のマウスの骨髄をX線照射により空にしてから移植したところ，心臓にLacZ陽性の心筋細胞と内皮細胞がそれぞれ0.02%と3%同定された[35]．このことから，緑色蛍光蛋白 *green fluorescent protein*（*GFP*）を発現するマウスから移植した骨髄に含まれる何らかの細胞から，新たに心筋細胞が産生されたことが明らかとなった．

　骨髄から骨髄幹細胞を調整するのは比較的容易であることから，骨髄幹細胞を用いた心臓再生のアプローチが，現在までに行われている前臨床・臨床試験の多くを占める［➡図89参照］．

　骨髄単核球細胞は，間葉系幹細胞（MSC），造血系幹細胞（HSC），内皮前駆細胞（EPC）や，より分化の進んだ細胞が混在するヘテロな集団である．骨髄単核球細胞は密度勾配遠心法により簡便に調整することができ［➡用語解説「セルソーティングとセルソーター」参照］，特殊な培養も必要としないことから，分画していない骨髄単核球が今のところ最も多くの心臓再生研究で用いられている．

●ポイント●
骨髄単核球細胞に含まれる細胞
● 幹細胞
　　間葉系幹細胞
　　造血系幹細胞
　　内皮前駆細胞
● 分化細胞

■ 虚血性心疾患に対する試験

臨床研究では，the Transplantation of Progenitor Cells And Regeneration Enhancement in Acute Myocardial Infarction (TOPCARE - AMI) [36]，the Reinfusion of Enriched Progenitor Cells and Infarct Remodeling in Acute Myocardial Infarction (REPAIR - AMI) [37]，Bone marrow transfer to enhance ST - elevation infarct regeneration (BOOST) [38]，the Autologous Stem-Cell Transplantation in Acute Myocardial Infarction (ASTAMI) [39] などが行われているが，結果は議論の余地を残すものとなっている。ここでは結果が異なる2つの試験を紹介しよう。このように異なる結果となった理由は不明である。

a) REPAIR-AMI

REPAIR-AMI は良好な成績が得られた代表である。ST 上昇型心筋梗塞を起こした 18〜92 歳の患者で，再灌流に成功したが目視で LVEF ≦ 45%（実際の左室造影とは異なる数値になっているので注意）の 204 名が対象となっている（目視というのが何とも信じがたいところだが，論文に"by visually"と書かれているのでそうなのだろう）。再灌流 3〜6 日後に全員を対象に腸骨稜から 50 mL の骨髄を採取し，これをコア施設に送って細胞移植を行う群 101 名とプラセボ投与を行う群 103 名にランダムに振り分けた。骨髄からフィコール遠心法［➡用語解説］によって単核球を単離し，10 mL のヘパリン含有患者血清に溶解したものをステントを含む冠動脈に 5 回に分けて 2 mL ずつ，バルーンで血流をストップし注入して (stop-flow 法)，細胞注入時と 4 カ月後に左室造影により LVEF などを測定した。細胞移植前後で左室造影が行えたのは，細胞移植群 95 名，プラセボ群 92 名で，その比較データを表 11 に示す。LVEF，左室収縮末期容積 (LVESV)，局所壁運動が細胞移植群で有意な改善を示している。

b) ASTAMI

ASTAMI は改善が認められなかった臨床試験の代表である。40〜75 歳の ST 上昇型前壁心筋梗塞で，発症後 2〜12 時間で再灌流・ステント留置を行った，左前下行枝第 2 対角枝より近位に病変を有する 100 名の患者が対象で，50 名の

表 11　REPAIR-AMI フォローアップ結果

	細胞移植群 (95 名)		プラセボ群 (92 名)		P 値
	ベースライン	4 カ月後	ベースライン	4 カ月後	
LVEF (%)	48.3 ± 9.2	53.8 ± 10.2	46.9 ± 10.4	49.9 ± 13.0	0.01
LVEDV (mL)	128 ± 38	141 ± 43	139 ± 46	153 ± 57	NS
LVESV (mL)	67 ± 26	67 ± 30	75 ± 32	80 ± 45	0.01
壁運動	- 1.54 ± 0.42	- 1.17 ± 0.60	- 1.54 ± 0.42	- 1.27 ± 0.60	< 0.001

＊壁運動は正常心筋からの SD で示している。

表 12　ASTAMI のフォローアップ結果

	細胞移植群（50名）		コントロール群（50名）		P 値
	ベースライン	6カ月後	ベースライン	6カ月後	
LVEF（%）	41.3 ± 10.4	49.3 ± 13.2	42.6 ± 11.7	49.3 ± 11.0	NS
LVEDV（mL）	162.3 ± 59.1	151.1 ± 52.9	148.0 ± 46.3	146.0 ± 50.0	NS
梗塞巣（%）	43.8 ± 17.4	32.8 ± 20.4	38.3 ± 21.1	30.5 ± 20.9	NS

骨髄単核球を移植する群と50名のコントロール群にランダムに振り分けている．細胞移植群では，PCI 後3〜5日に腸骨稜から50 mL の骨髄を採取し，フィコール遠心法［➡用語解説］によって単核球を単離し，これを10 mL のヘパリン含有患者血清に溶解して，stop-flow 法によりステント留置血管に注入した．コントロール群では細胞移植に関する手技は一切行っていない．移植前と6カ月後に SPECT・心エコー・MRI・冠動脈造影を行って成績を評価している．フォローアップのデータを表12に示すが，いずれもコントロール群と比べて有意な改善はみられなかった．

用語解説
■ フィコール遠心法

フィコールと骨髄採取液を図98左のように混ぜて，4,000 g で30分間遠沈すると右図のように4つの層に分類される．上から2番目の層が単核球で，これだけを集めてくることによって容易に骨髄単核球の分画を調整することができる．

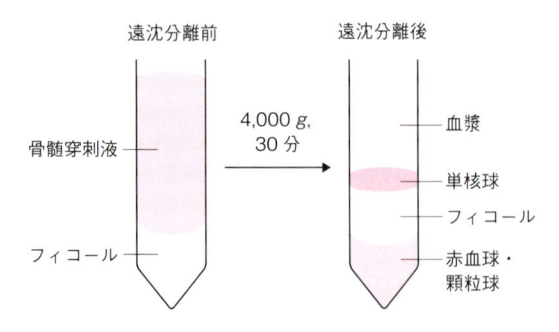

図 98　フィコール遠心法

2）間葉系幹細胞を用いた試み

骨髄に存在する非造血系細胞のなかに間葉系幹細胞 *mesenchymal stem cell* (*MSC*)（骨髄間質細胞 *bone marrow stromal cell* とも呼ばれる）がある。間葉系幹細胞は，軟骨細胞・脂肪細胞・骨芽細胞・骨格筋細胞などに分化することが知られている。議論の余地は残されているようだが，心筋細胞・血管内皮細胞に分化することも報告されている。そこで間葉系幹細胞を用いた心筋再生のアプローチが行われている。イヌ・ブタなどの大動物を用いた動物実験で得られた良好な結果を受けて，臨床研究が行われている。

Percutaneous Stem Cell Injection Delivery Effects on Neomyogenesis（POSEIDON）[40] と Prospective Randomized Study of Mesenchymal Stem Cell Therapy in Patients Undergoing Cardiac Surgery（PROMETHEUS）[41] の2つの臨床研究がある。ここでは POSEIDON の結果を紹介しよう。

■ POSEIDON

a）試験デザイン

POSEIDON は第Ⅰ/Ⅱ相ランダム化比較試験であり，心筋梗塞後の虚血性心筋症で LVEF ≦ 50％ の患者を対象としている。30名が対象で，自己の間葉系幹細胞を投与する15名，他者の間葉系幹細胞を投与する15名の2群に分けて比較した。また，それぞれの群をさらに 20×10^6 個，100×10^6 個，200×10^6 個の細胞を注入する5名ずつの3群に分けている。間葉系幹細胞は，カテーテルにより心内膜から梗塞領域10カ所に注入。エンドポイントは，重篤な有害事象（死亡，心筋梗塞，脳卒中，心不全による入院，持続性心室不整脈）であり，これがみられない場合は13カ月後に心臓 CT により心機能評価を行った。

b）安全性

細胞注入後，48時間以内の最高 CK-MB 値は自己細胞投与群で 4.8 ng/mL，他者細胞移植群で 3.0 ng/mL，最高トロポニンⅠ値はそれぞれ 0.9 ng/mL，0.8 ng/mL であり，心筋傷害は軽度であることが確認された。

経過観察中には，自己細胞移植群・他者細胞移植群いずれでも死亡例はなく，エンドポイントのため途中で研究を中止したのはそれぞれ1名だった。有害事象数は自己細胞移植群で17件，他者細胞移植群で6件，15発以上の非持続性心室頻拍は自己細胞移植群で3件，他者細胞移植群で0件であった。再入院は自己細胞移植群6名（40.0％），他者細胞移植群5名（33.3％），心不全による再入院は自己細胞移植群で4名（26.7％），他者細胞移植群で2名（13.3％）であった。理由は不明であるが，いずれも自己細胞移植群で多い傾向にある。他者細胞移植群で12カ月後に非致死性心筋梗塞の発症がみられる。

以上から，間葉系幹細胞移植は比較的安全であると判断された。

c) 免疫反応（HLA 抗原に対する感作）

　HLA 抗原［➡用語解説］は自己と非自己を識別する細胞表面抗原であり，臓器移植による HLA 抗体上昇は移植片の拒絶と関係する。ただし，HLA 抗体は移植だけでなく輸血・妊娠などによっても上昇することから，移植前から HLA 抗体を認めるものもある。本試験でも，8 名で細胞移植前から HLA 抗体を認めている。臓器移植の場合は，できるだけ多くの HLA 抗原が一致したドナー-レシピエントの組み合わせを探す。POSEIDON では，HLA 抗原の適合性は未検討で移植を行っており，また免疫抑制剤などの投与も行っていない。すなわち，免疫拒絶に対する特別な対策はとられていない。

　細胞移植後に HLA 抗体上昇を認めたものは 2 名で，当然のように 2 名とも他者細胞移植群であった。1 名はドナー間葉系幹細胞に発現しない HLA 抗原に対する抗体であり，クロスマッチテスト［➡用語解説］でも陰性で，移植による HLA 抗体価上昇ではないと判断された。もう 1 名はドナー幹細胞に発現する HLA 抗原に対する抗体であり，クロスマッチテストでも陽性であり，細胞移植による抗体価上昇と判断された。いずれも低力価であり，免疫拒絶に対する対策はとらなくても大きな問題とはなっていない。

> **用語解説**
>
> ■ HLA 抗原と MHC
>
> 　ヒト白血球型抗原 *human leucocyte antigen*（*HLA*）は以前は白血球のみに存在すると考えられていたが，その後の多くの研究からヒトの主要組織適合性複合体 *major histocompatibility complex*（*MHC*）として知られるようになった。すなわち，ヒトでは HLA ＝ MHC と考えることができる。
>
> 　HLA には下記のタイプがある。
> ・クラス Ia：HLA-A，HLA-B，HLA-C
> ・クラス Ib：HLA-E，HLA-F，HLA-G
> ・クラス Ⅱ：HLA-DR，HLA-DQ，HLA-DP
>
> ■ クロスマッチテスト
>
> 　HLA 抗体を有するレシピエントの血清と移植細胞を反応させて，抗原-抗体反応が起こるかを直接見る試験。レシピエント血清中の HLA 抗体が移植細胞によるものか否かを判定することができる。

d) 効果

　13 カ月後に行った 6 分間歩行テスト・ミネソタ心不全 QOL 質問票（MLHFQ）スコア［➡用語解説］・NYHA 分類・心臓 CT 検査の結果を表 13 に示す。全体と

表13 POSEIDON の 13 カ月後の結果

	自己細胞移植群 (15名)			他者細胞移植群 (15名)		
	前	13カ月後	P値	前	13カ月後	P値
6分間歩行 (m)	369.2	435.0	< 0.01	391.2	410.9	NS
MLHFQ	43.6	30.6	< 0.01	38.9	28.7	< 0.01
NYHA		改善：50.0%			改善：28.6%	
		不変：42.9%			不変：57.1%	
		悪化：6.7%			悪化：13.3%	
LVEF (%)	26.23	28.53	NS	27.85	29.50	NS
LVEDV (mL)	300.89	291.75	NS	260.26	243.66	< 0.05
LVESV (mL)	225.67	213.59	< 0.01	191.95	175.97	< 0.05
梗塞巣 (g)	24.34	14.96	< 0.01	20.02	13.07	< 0.01

して6分間歩行・MLHFQ・NYHA 分類・LVEDV・LVESV・梗塞巣で有意な改善がみられ，多くの項目で自己細胞移植群のほうが他者細胞移植群に比べて改善度が高い傾向にあった．

> **用語解説**
> ■ ミネソタ心不全 QOL 質問票（MLHFQ）
> 　慢性心不全において，心機能や血行動態などの客観的な指標の改善も大事であるが，患者の QOL の改善も重要である．そこで，身体と情緒の両面から慢性心不全患者の QOL の指標を得ることを目的とした質問票がミネソタ心不全 QOL 質問票[42]である．総合点は 0 〜 105 に分布する．重症心不全を対象とした VEST 試験では MLHFQ 平均は 53 点だったので，POSEIDON のコントロールが 43.6 点あるいは 38.9 点（表 13）というのは，中等度の心不全に相当すると考えられる．

3）CD34 陽性細胞（造血幹細胞・内皮前駆細胞）を用いた試み

骨髄に存在する幹細胞のうち，造血幹細胞 *hematopoietic stem cell*（HSC）は骨髄球・リンパ球系譜に分化し，内皮前駆細胞 *endothelial progenitor cell*（EPC）は骨髄から末梢血中に動員され，血管内皮細胞に分化する．造血幹細胞・内皮前駆細胞の代表的な表面マーカーは，いずれも CD34 と CD133 である．そこで，CD34 陽性細胞，CD133 陽性細胞，CD34 陽性細胞 /CD133 陽性細胞の混合を用いたアプローチが行われ，いずれも良好な結果が得られている．ここでは，CD34 陽性細胞を用いた Myocardial Regeneration by Intracoronary Infusion of Selected Population of Stemm Cells in Acute Myocardial Infarction（REGENT）試験の結果を紹介する[43]．

表14 REGENT試験のフォローアップ結果

	細胞移植群（46名）		コントロール群（20名）		P値
	ベースライン	6カ月後	ベースライン	6カ月後	
LVEF (%)	35	38	39	39	0.04
LVEDV (mL)	160	179	153	150	NS
LVESV (mL)	101	112	87	96	NS

年齢18〜75歳の，前壁急性心筋梗塞により発症12時間以内に左前下行枝の再灌流とステント植込みを行った，心エコーでLVEF ≦ 40%の患者120名が対象である。CD34陽性細胞の移植を行う群80名とコントロール群40名にランダム振り分けている。腸骨稜より100〜120 mLの骨髄液を採取し，フィコール遠心法による分画後，CD34抗体によりCD34陽性細胞分画を調整した。得られた1.9 × 10^6 個の細胞をリン酸緩衝液（PBS）10 mLに溶解し，左前下行枝にstop-flow法を用いて注入。細胞移植前と移植6カ月後にMRIと左室造影を行い，LVEF，LVEDV，LVESVを測定した。その結果を表14に示す。LVEFのみ細胞移植群で有意な改善がみられた。

4）脂肪由来間葉系幹細胞を用いた試み

脂肪組織には多能性幹細胞のプールがあり，脂肪由来間葉系幹細胞 *adipose-derived MSC* と呼ばれる。これらの細胞は，未分化なままで無限に増殖することができ，また適切な刺激によって脂肪細胞をはじめ様々な細胞に分化することができることが知られている。2004年に脂肪由来間葉系幹細胞が心筋細胞・血管内皮細胞に分化することが示されて，心筋再生医療への応用が期待されており，動物モデルでその有効性が確認されたのを受けて臨床研究へと展開されている。

■ PRECISE

a）試験デザイン

マイアミ大学Perin博士らにより，A Randomized Clinical Trial of Adipose-derived Stem Cells in Treatment of Non Revascularizable Ischemic Myocardium（PRECISE）が行われ，2014年にその結果が発表された[44]。対象は27名の虚血性心筋症患者で，カナダ心血管学会狭心症症状分類Ⅱ〜Ⅳ［→用語解説］あるいはNYHA Ⅱ〜Ⅲの心不全症状を示したLVEF ≦ 45%の患者である。脂肪由来間葉系幹細胞は，脂肪吸引によって採取された脂肪組織からcelusion systemと呼ばれる自動化された方法で事前に抽出している。細胞は，NOGAカテーテルを用いて心内膜から心筋細胞に体重1 kg当たり0.4〜1.2× 10^6 の細胞数を

投与。観察期間は36カ月で，エンドポイントの重大な有害事象は，心臓死・心筋梗塞・脳卒中・緊急CABGあるいはPCIである。有効性は以下の検査で評価している。

- 心エコーおよび/あるいはMRI：LVEF，壁運動スコア指数 *wall motion score index*（*WMSI*），全左室容量，梗塞左室容量
- SPECT：心筋血流
- 運動負荷試験：METs，最大酸素消費量（MVO_2）

> **用語解説**
> ■ カナダ心血管学会狭心症症状分類
> カナダ心血管学会狭心症症状分類は次の4段階に分類されている。
> Ⅰ度：日常身体活動では狭心症が起こらないもの。例えば歩行，階段を昇るなど。しかし，激しい急激な長時間にわたる仕事やレクリエーションでは狭心症が起こる。
> Ⅱ度：日常生活にわずかな制限のあるもの。早足歩行，急いで階段を昇る，坂道を登る，食後や寒冷時，風が吹いているとき，感情的にストレスを受けたとき，または起床後数時間以内に歩いたり階段を昇ったときに狭心症が起こるもの。
> Ⅲ度：日常生活に明らかな制限のあるもの。1～2ブロック（50～100 m）の平地歩行や，自分のペースで階段を昇っても狭心症が起こるもの。
> Ⅳ度：不快感なしに日常生活ができず，安静時にも狭心症症状があると思われるもの。

b）安全性

細胞投与を行わなかったコントロール群6名，細胞投与群21名を比較している。いずれも心臓死は1名ずつ，コントロール群で1名の脳卒中，細胞投与群で1名の非ST上昇心筋梗塞を認めたが，両者に差はなく脂肪由来間葉系幹細胞投与の安全性が確認されている。

c）効果

脂肪由来間葉系幹細胞移植治療の効果を表15にまとめた。NYHAと狭心症スコアは両群で改善傾向を認めた。コントロール群では，梗塞左室容量とMETs，MVO_2が有意に悪化したが，細胞移植群では治療前の値が維持された。全左室容量，WMSIはコントロール群では不変であったが，細胞移植治療群では有意な改善がみられた。以上のように，細胞移植治療群で心機能の有意な改善が認められている。

表15 脂肪由来間葉系幹細胞移植治療の効果

	コントロール群 (6名)			細胞移植群 (21名)		
	前	後	P値	前	後	P値
NYHA	2.17	1.67	—	2.24	1.33	—
狭心症スコア	2.17	1.12	—	2.10	1.00	—
全左室容量 (g)	114.8	152.6	ns	128.1	149.5	<0.001
梗塞左室容量 (g)	29.6	39.0	<0.01	35.1	34.0	ns
WMSI	2.0	1.8	ns	2.1	1.7	<0.05
METs	5.3	4.2	<0.001	4.9	4.9	ns
MVO_2 (kg min)	19.0	14.8	<0.001	17.2	17.4	ns

4 心臓局在の幹細胞を用いたアプローチ

　近年の心臓の生物学で最も重大な展開は，その程度については議論の余地が残るが，心筋細胞が更新していることの発見である．これは，心臓には「心臓幹細胞 cardiac stem cell (CSC)」あるいは「心臓前駆細胞 cardiac progenitor cell (CPC)」が存在することを示唆している．そこで，世界中の研究者がCSCを同定する研究を精力的に行った．その結果，少なくとも5種類のCSCが同定されている．そのなかで臨床試験に進んでいるc-Kit陽性CSCとcardiosphereの2つを紹介する．

1) c-Kit陽性CSC

　c-Kitは幹細胞性のマーカーとなるチロシンキナーゼ型受容体である．そこで，心臓からc-Kit陽性細胞の探索が行われ，2003年に心臓でc-Kit陽性で造血系細胞のマーカーを発現しない細胞が同定された．この細胞は，自己複製する能力，クローンを形成する能力，様々な細胞に分化する能力をもち，心筋細胞と血管平滑筋細胞に分化することが確認され，「c-Kit陽性CSC」と呼ばれる．

　小動物（ラット・マウスなど）や大動物（ブタ）を用いた多くの研究で，心臓に移植したc-Kit陽性CSCが心筋細胞に分化すること，心機能を改善させることが確認された．この結果に基づき，Cardiac Stem Cell Infusion in Patient with Ischemic Cardiomyopathy (SCIPIO) と呼ばれる臨床研究が行われた[45]．

■ SCIPIO

a) 試験デザイン

　SCIPIOは，安全性と短期効果を検討するステージAと，長期効果を検討するステージBからなる．対象は，75歳未満で，心筋梗塞の既往があり，LVEF ≤

40%で，CAGB施行を予定する患者である。ステージAはコントロール4名，細胞移植群9名，ステージBはコントロール3名，細胞移植群7名からなる。

b) c-Kit陽性CSCの調整と投与

　CABG時に右心耳から約1gの組織を採取し，これを手術室で無菌下に200〜400μgの組織に分割し，無菌チューブに移す。この段階で手術室から実験室に移送され，−1℃/hrでゆっくりと−80℃まで冷却凍結される。その後コア施設に送られ，そこでc-Kit陽性CSCが調整される。細胞は融解後コラゲナーゼで単一細胞に分離され，FBS・FGFを含む培地で培養し，十分な細胞数が得られるまで増殖させている（期間は記載されていない）。その後，表面抗原のCD117でソーティングすることでc-Kit陽性細胞が調整される（c-Kitでソーティングするわけではない）。1人の患者から10^6のオーダーの細胞を調整する。

　CABG施行後平均113日で細胞移植を行っている。瘢痕部位を灌流する冠動脈にカテーテルを挿入して，3分間血流遮断-3分間血流再開を4回繰り返し，その間に1×10^6個のc-Kit陽性CSCを注入。また，他のいずれかの冠動脈に0.5×10^6個の細胞の注入も行っている。

c) 安全性

　安全性に関しては，ステージAとステージBを合わせて結果が報告されている。コントロール群（n=7）では，2名の狭心症による入院を認めている。細胞移植群（n=16）では，1名の心不全増悪，1名の狭心症による入院を認めている。安全性には，両群間で有意差を認めていない。

d) 短期効果

　SCIPIO試験は現在進行中であり，4カ月と8カ月の短期成績だけが報告されている。4カ月後の結果を表16にまとめた。コントロール群ではLVEF・NYHA・ミネソタ心不全QOL質問票に改善を認めていないが，細胞移植群ではLVEF・梗塞容量・NYHA・ミネソタ心不全QOL質問票の4項目すべてに有意な改善を認めている。

表16　SCIPIOの短期成績

	コントロール群（7名）			細胞移植群（16名）		
	前	後	P値	前	後	P値
LVEF	30.1	30.2	ns	30.3	39.2	0.001
梗塞容量（g）	—	—	—	32.6	9.8	0.004
NYHA	2.0	1.7	ns	2.19	1.63	< 0.001
MLHFQ	38.14	40.43	ns	46.44	26.69	< 0.0001

MLHFQ：ミネソタ心不全QOL質問票

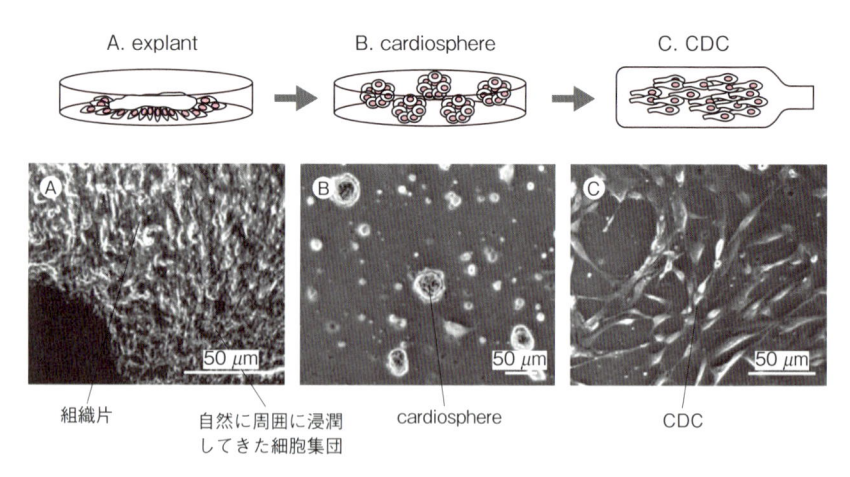

A. explant   B. cardiosphere   C. CDC

Ⓐ 組織片
自然に周囲に浸潤してきた細胞集団
Ⓑ cardiosphere
Ⓒ CDC

図99 cardiosphere と CDC (Reprinted from Lancet. Makkar RR, et al. Intracoronary cardiosphere-derived cells for heart regeneration after myocardial infarction (CADUCEUS) : a prospective, randomised phase 1 trial. Lancet 2012 ; 379 : 895-904, Copyright 2012, with permission from Elsevier)

2) cardiosphere と cardiosphere 由来細胞 (CDC)

■ cardiosphere, CDC とは？

2004年，Messina らはヒト心房・心室生検サンプルの培養から，自然にクラスターを形成し，心筋細胞・血管内皮細胞・平滑筋細胞に分化する細胞集団を同定し，「cardiosphere」と名づけた[46]。2007年，Smith らは経皮的心内膜心筋生検標本から cardiosphere 由来細胞 *cardiosphere-derived cell* (CDC) を産生する方法を確立した[47] (図99)[48]。

cardiosphere あるいは CDC は異なる細胞の集まりで，CD34・c-Kit・Sca-1 などを発現する幹細胞，KDR・CD31 などを発現する内皮細胞，CD105・CD90 などを発現する間葉系細胞が混在している。心筋梗塞ブタを用いた動物実験で，ヒト CDC を冠動脈内に注入することにより，心臓リモデリングの抑制と心機能の改善が認められることがわかった。

■ CADUCEUS

a) 試験デザイン

上記の動物実験結果は，Cardiosphere-Derived Autologous Stem Cells to Reverse Ventricular Dysfunction (CADUCEUS) と呼ばれる臨床研究へと発展した[48]。対象は，4週間以内に心筋梗塞を発症し，LVEF 25〜45%，PCI によりステント挿入した患者で，CDC 投与群17名とコントロール群8名にランダムに振り分けられた。経皮的心内膜下生検標本 (平均276 mg) を培養すると，自然に

表17 12カ月後の心機能変化

	コントロール群	CDC 移植群	P 値
6 分歩行	−9.6 m	+33.1 m	< 0.01
MVO_2	−0.5 mL/kg/min	+2.6 mL/kg/min	ns
MLHMQ	−10.3	−10.1	ns
瘢痕容積	−2.1%	−12.3%	< 0.01
LVEF	+1.1%	+1.9%	ns
EDV	+7.3 mL	−7.2 mL	ns
ESV	+0.2 mL	−7.8 mL	ns
壁厚変化	−5.9%	+7.7%	< 0.01

細胞が組織片から周囲に広がっていく(図99A)。これらを集めて超低接着プレートに培養すると浮遊培養となり,自然と凝集塊ができる。これがcardiosphereである(図99B)。これを接着プレートに再培養するとCDCとなり,2〜5代継代培養すると細胞移植に必要な細胞数が得られる(図99C)。ここまでにおよそ36日かかる。このCDC $12.5〜25.0×10^6$ 個を,ステント挿入血管をバルーンで血流遮断して注入。一次エンドポイントは,不整脈死や心臓突然死,心筋梗塞,MRI検査による心臓腫瘍形成,心不全による入院である。6カ月後と12カ月後に,NYHA・ミネソタ心不全QOL質問票・6分間歩行テスト・MRIを行い,心機能を評価している。

b) 安全性

細胞注入後24時間では特別な訴えはなかった。細胞投与前と投与後のトロポニンIは0.1 ng/mLと0.1 ng/mL,CK−MBは2.5 ng/mLと2.6 ng/mLであった。12カ月のフォローアップ中,CDC投与群の6名とコントロール群の1名で有害事象が観察されたが,$25.0×10^6$ 個のCDC投与群で非Q波心筋梗塞を認めた1名以外は,データ・安全性モニター委員会でCDC投与と関連する可能性がないと判断された。

c) 心機能改善

コントロール群に比べた12カ月後の心機能評価の変化を表17にまとめた。NYHAは具体的な数値が示されていないが,両群とも有意な改善は認められないと記載されている。6分間歩行距離・瘢痕容積・壁厚変化はCDC移植群において有意な改善を認めており,EDV・ESVに有意差はみられないがCDC移植群で改善傾向が強い。

5　幹細胞が心機能を改善するメカニズム

　以上の知見から，種類によらず幹細胞の移植が心機能をある程度改善することは疑いないようである．それでは，幹細胞移植がどのようなメカニズムで心機能を回復するのだろうか？　これは意外なことに，まだ確固たる答えはないようだ．大きく分けて4つの機序が提唱されている[1]．

1) 心筋細胞への分化

　幹細胞は，*in vitro* では心筋細胞に分化することが確認されているので，最も素直に受け入れられるのが「移植した幹細胞も心筋細胞に分化して心機能を改善する」という説である．ところが，心臓に移植したCD34陽性細胞や間葉系幹細胞が *in situ* で心筋細胞に分化するのかは議論の残るところであり，心筋細胞への分化を支持するデータとこれを否定するデータが混在している．

　これに対して心臓幹細胞（CSC）は，*in situ* でも心筋細胞に分化することは間違いないようである．ただし，問題はその程度である．例えば，c-Kit陽性CSCを心筋梗塞マウスに移植すると，24時間後は25%，7日後は7.6%，35日後は2.8%しか生存していない[49]．ヒトの心筋梗塞では最多で10億（$1,000 \times 10^6$）個の細胞が壊死するといわれている．移植する細胞はせいぜい 200×10^6 個であり，そのうちの2.8%とすると 5.6×10^6 個の細胞しか長期には生存しない．すなわち壊死した細胞の1%以下しか補充できないことになる．それにもかかわらず心機能が回復することを考えると，心筋細胞への分化は心機能回復の主要な機序ではないと考えるのが妥当のようだ．

2) 血管新生

　多くの幹細胞が，心筋細胞だけでなく血管内皮細胞と血管平滑筋細胞に分化することが確認されている．そこで，移植した幹細胞が新生血管を形成し，心筋血流を増やすことで心機能を回復する，という考えが提唱されている．

　冠動脈結紮による心筋梗塞モデルの動物実験では，幹細胞による新生血管形成が重要な因子であることが示されている．

　臨床でも同様かというと，これを支持しない意見が多いようだ．その理由として，臨床では通常再灌流が行われているが，それでも幹細胞の移植によって心機能が回復することから，血流回復以外の効果があるはずと考えられているようだ．ただ，微小血管密度の増加が心機能改善につながることは心不全などで証明されているので，筆者の私見としては大血管が再灌流されているからという理由だけでは，必ずしも血管新生説を否定するものではないように思う．

3) パラクリン機序

移植した幹細胞から分泌される液性因子が心機能回復に関与するという説である。幹細胞から分泌される液性因子は，少なくとも下記の3つの作用を有することが示唆されている。

a) 内因性 CSC の活性化

外因性の CSC や間葉系幹細胞は，内在性に存在する CSC を活性化することが示されている。CSC から放出される幹細胞増殖因子・インスリン様増殖因子などの作用であろうと考えられている。

b) 新生血管の誘導

多くの幹細胞は様々なケモカイン（ストロマ細胞由来因子 stromal cell-derived factor-1）や血管新生因子（血管内皮細胞増殖因子，線維芽細胞増殖因子，幹細胞増殖因子，インスリン様増殖因子，アンジオポエチン-1）を分泌する。

c) アポトーシスの抑制

幹細胞から分泌されるいくつかの因子（インスリン様増殖因子など）は，アポトーシスを抑制することが示されている。

   *   *   *

これら以外にも，幹細胞による心肥大の抑制や線維化の抑制が心機能改善に関与しており，これにも幹細胞から分泌される何らかの液性因子が関与することが示唆されているが，その詳細なメカニズムは不明である。

4) 細胞融合

移植した幹細胞が心筋細胞と融合することで，心機能回復に寄与するとする説も提唱されている。Cre リコンビナーゼと呼ばれる酵素を使ったエレガントな実験から，骨髄幹細胞と心筋細胞が細胞融合することが示唆された[50]。Alvarez-Donaldo らは，Cre リコンビナーゼが作用すると青色に発光する骨髄幹細胞と Cre リコンビナーゼを発現する心筋細胞を共培養すると青色に発色する細胞が出現することから，骨髄幹細胞と心筋細胞は融合すると結論した。一見，確固たる証拠が得られたように思われるが，実は落とし穴があったようだ。後に，Cre リコンビナーゼは細胞融合が起こらなくても他の細胞に取り込まれることがわかったのだ。Cre リコンビナーゼが一度細胞外に排出されて他の細胞に取り込まれるのか，2つの細胞がギャップ結合を形成しそれを介して移動するなどの可能性が考えられる。いずれにしても，現時点では細胞融合の関与は否定的に捉えられている。

> ●ポイント●
> 幹細胞移植による心機能回復機構に関して提案されている説
> ● 幹細胞の心筋細胞への分化
> ● 血管新生
> ● パラクリン機序
> ● 心筋細胞との細胞融合

*　　　　　　*　　　　　　*

　以上から，現時点ではパラクリン因子説を支持する考えが主流のようだ．それならば，幹細胞の移植ではなくパラクリン因子の投与で十分ではないかという考えもあり，前述のようにその試みも行われている [➡ p.129 参照]．今のところ，幹細胞移植に相当する心機能回復を示すパラクリン因子の組み合わせは見つかっておらず，もしかすると幹細胞移植は単一メカニズムではなく，合わせ技で作用を発揮している可能性もあるかもしれない．

文　献

1. Sanganalmath SK, et al. Cell therapy for heart failure. A comprehensive overview of experimental and clinical studies, current challenges, and future directions. Circ Res 2013 ; 113 : 810-34.
2. Menasché P, et al. Myoblast transplantation for heart failure. Lancet 2001 ; 357 : 279-80.
3. Smits PC, et al. Catheter-based intramyocardial injection of autologous skeletal myoblasts as a primary treatment of ischemic heart failure : clinical experience with six-month follow-up. J Am Coll Cardiol 2003 ; 42 : 2063-9.
4. Herreros J, et al. Autologous intramyocardial injection of cultured skeletal muscle-derived stem cells in patients with non-acute myocardial infarction. Eur Heart J 2003 ; 24 : 2012-20.
5. Siminiak T, et al. Autologous skeletal myoblast transplantation for the treatment of postinfarction myocardial injury : phase I clinical study with 12 months of follow-up. Am Heart J 2004 ; 148 : 531-7.
6. Ince H, et al. Transcatheter transplantation of autologous skeletal myoblasts in postinfarction patients with severe left ventricular dysfunction. J Endovasc Ther 2004 ; 11 : 695-704.
7. Siminiak T, et al. Percutaneous trans-coronary-venous transplantation of autologous skeletal myoblasts in the treatment of post-infarction myocardial contractility impairment : the POZNAN trial. Eur Heart J 2005 ; 26 : 1188-95.
8. Dib N, et al. Safety and feasibility of autologous myoblast transplantation in patients with ischemic cardiomyopathy : four-year follow-up. Circulation 2005 ; 12 : 1748-55.

9. Biagini E, et al. Stress and tissue Doppler echocardiographic evidence of effectiveness of myoblast transplantation in patients with ischaemic heart failure. Eur J Heart Fail 2006 ; 8 : 641-8.
10. Hagège AA, et al. Skeletal myoblast transplantation in ischemic heart failure : long-term follow-up of the first phase I cohort of patients. Circulation 2006 ; 114 : I108-13.
11. Gavira JJ, et al. Repeated implantation of skeletal myoblast in a swine model of chronic myocardial infarction. Eur Heart J 2010 ; 31 : 1013-21.
12. Veltman CE, et al. Four-year follow-up of treatment with intramyocardial skeletal myoblasts injection in patients with ischaemic cardiomyopathy. Eur Heart J 2008 ; 29 : 1386-96.
13. Menasché P, et al. The Myoblast Autologous Grafting in Ischemic Cardiomyopathy (MAGIC) trial : first randomized placebo-controlled study of myoblast transplantation. Circulation 2008 ; 117 : 1189-200.
14. Dib N, et al. One-year follow-up of feasibility and safety of the first U.S., randomized, controlled study using 3-dimensional guided catheter-based delivery of autologous skeletal myoblasts for ischemic cardiomyopathy (CAuSMIC study). JACC Cardiovasc Interv 2009 ; 2 : 9-16.
15. Duckers HJ, et al. Final results of a phase IIa, randomised, open-label trial to evaluate the percutaneous intramyocardial transplantation of autologous skeletal myoblasts in congestive heart failure patients : the SEISMIC trial. Eurointervention 2011 ; 6 : 805-12.
16. Povsic TJ, et al. A double-blind, randomized, controlled, multicenter study to assess the safety and cardiovascular effects of skeletal myoblast implantation by catheter delivery in patients with chronic heart failure after myocardial infarction. Am Heart J 2011 ; 162 : 654-62.
17. Martin GR. Isolation of a pluripotent cell line from early mouse embryos cultured in medium conditioned by teratocarcinoma stem cells. Proc Natl Acad Sci USA 1981 ; 78 : 7634-8.
18. Takahashi K, et al. Induction of pluripotent stem cells from mouse embryonic and adult fibroblast cultures by defines factors. Cell 2006 ; 126 : 663-76.
19. Takahashi K, et al. Induction of pluripotent stem cells from adult human fibroblasts by defined factors. Cell 2007 ; 131 : 861-72.
20. Slack JM. Conrad Hal Waddington : the last Renaissance biologist? Nat Rev Genet 2002 ; 3 : 889-95.
21. Nakagawa M, et al. Promotion of direct reprogramming by transformation-deficient Myc. Proc Natl Acad Sci USA 2010 ; 107 : 14152-7.
22. Xin M, et al. Mending broken hearts : cardiac development as a basis for adult heart regeneration and repair. Nat Rev Mol Cell Biol 2013 ; 14 : 529-41.
23. Seki T, et al. Generation of induced pluripotent stem cells from a small amount of human peripheral blood using a combination of activated T cells and Sendai virus. Nat Protocol 2012 ; 7 : 718-28.
24. Ma J, et al. High purity human-induced pluripotent stem cell-derived cardiomyocytes : electrophysiological properties of action potentials and ionic currents. Am J Physiol 2011 ; 301 : H2006-17.
25. Honda M, et al. Electrophysiological characterization of cardiomyocytes derived from human induced pluripotent stem cells. J Pharmacol Sci 2011 ; 117 : 149-59.

26. Hayakawa T, et al. Image-based evaluation of contraction-relaxation kinetics of human-induced pluripotent stem cell-derived cardiomyocytes : Correlation and complementarity with extracellular electrophysiology. J Mol Cell Cardiol 2014 ; 77 : 178－91.
27. Hattori F, et al. Nongenetic method for purifying stem cell-derived cardiomyocytes. Nat Methods 2010 ; 7 : 61－6.
28. Tohyama S, et al. Distinct metabolic flow enables large-scale purification of mouse and human pluripotent stem cell-derived cardiomyocytes. Cell Stem Cell 2013 ; 12 : 127－37.
29. Shimizu T, et al. Fabrication of pulsatile cardiac tissue grafts using a novel 3-dimensional cell sheet manipulation technique and temperature-responsive cell culture surfaces. Circ Res 2002 ; 90 : e40－e48.
30. Shimizu T, et al. Long-term survival and growth of pulsatile myocardial tissue grafts engineered by the layering of cardiomyocyte sheets. Tissue Eng 2006 ; 12 : 499－507.
31. Kawamura M, et al. Feasibility, safety, and therapeutic efficacy of human induced pluripotent stem cell-derived cardiomyocyte sheets in a porcine ischemic cardiomyopathy model. Circulation 2012 ; 126 : S29－S37.
32. Nakamura Y, et al. Assessment of testing methods for drug-induced repolarization delay and arrhythmias in an iPS cell-derived cardiomyocyte sheet : multi-site validation study. J Pharmacol Sci 2014 ; 124 : 494－501.
33. Egashira T, et al. Disease characterization using LQTS-specific induced pluripotent stem cells. Cardiovasc Res 2012 ; 95 : 419－29.
34. Tanaka A, et al. Endothelin-1 induces myofibrillar disarray and contractile vector variability in hypertrophic cardiomyopathy—induced pluripotent stem cell-derived cardiomyocytes. J Am Heart Assoc 2014 ; 3 : e001263.
35. Jackson KA, et al. Regeneration of ischemic cardiac muscle and vascular endothelium by adult stem cells. J Clin Invest 2001 ; 107 : 1395－402.
36. Assmus B, et al. Transplantation of Progenitor Cells in Regeneration Enhancement in Acute Myocardial Infarction(TOPCARE-AMI). Circulation 2002 ; 106 : 3009－17.
37. Schächinger V, et al. Intracoronary bone marrow-derived progenitor cells in acute myocardial infarction. N Engl J Med 2006 ; 355 : 1210－21.
38. Wollert KC, et al. Intracoronary autologous bone-marrow cell transfer after myocardial infarction : the BOOST randomised controlled clinical trial. Lancet 2004 ; 364 : 141－8.
39. Beitnes JO, et al. Left ventricular systolic and diastolic function improve after acute myocardial infarction treated with acute percutaneous coronary intervention, but are not influenced by intracoronary injection of autologous mononuclear bone marrow cells : a 3 year serial echocardiographic sub-study of the randomized-controlled ASTAMI study. Eur J Echocardiol 2011 ; 12 : 98－106.
40. Hare JM, et al. Comparison of allogeneic vs autologous bone marrow-derived mesenchymal stem cells delivered by transendocardial injection in patients with ischemic cardiomyopathy : the POSEIDON randomized trial. JAMA 2012 ; 308 : 2369－79.
41. Karantalis V, et al. Autologous mesenchymal stem cells produce concordant improvements in regional function, tissue perfusion, and fibrotic burden when admin-

istered to patients undergoing coronary artery bypass grafting : The Prospective Randomized Study of Mesenchymal Stem Cell Therapy in Patients Undergoing Cardiac Surgery(PROMETHEUS)trial. Circ Res 2014 ; 114 : 1302-10.
42. Rector TS, et al. Patients' self-assessment of their congestive heart failure : Ⅱ. Content, reliability and validity of a new measure—the Minnesota Living with Heart Failure questionnaire. Heart Failure 1987 ; 3 : 198-209.
43. Tendera M, et al. Intracoronary infusion of bone marrow-derived selected CD34+ CXCR4+ cells and non-selected mononuclear cells in patients with acute STEMI and reduced left ventricular ejection fraction : results of randomized, multicentre Myocardial Regeneration by Intracoronary Infusion of Selected Population of Stem Cells in Acute Myocardial Infarction(REGENT)Trial. Eur Heart J 2009 ; 30 : 1313-21.
44. Perin EC, et al. Adipose-derived regenerative cells in patients with ischemic cardiomyopathy : The PRECISE Trial. Am Heart J 2014 ; 168 : 88-95.
45. Bolli R, et al. Cardiac stem cells in patients with ischaemic cardiomyopathy(SCIPIO): initial results of a randomised phase 1 trial. Lancet 2011 ; 378 : 1847-57.
46. Messina E, et al. Isolation and expansion of adult cardiac stem cells from human and murine heart. Circ Res 2004 ; 95 : 911-21.
47. Smith RR, et al. Regenerative potential of cardiosphere-derived cells expanded from percutaneous endomyocardial biopsy specimens. Circulation 2007 ; 115 : 896-908.
48. Makkar RR, et al. Intracoronary cardiosphere-derived cells for heart regeneration after myocardial infarction(CADUCEUS): a prospective, randomised phase 1 trial. Lancet 2012 ; 379 : 895-904.
49. Hong KU, et al. A highly sensitive and accurate method to quantify absolute numbers of c-kit+ cardiac stem cells following transplantation in mice. Basic Res Cardiol 2013 ; 108 : 346.
50. Alvarez-Dolado M, et al. Fusion of bone-marrow-derived cells with Purkinje neurons, cardiomyocytes and hepatocytes. Nature 2003 ; 425 : 968-73.

D ダイレクトリプログラミング

　線維芽細胞に分化した細胞を心筋細胞に転換する方法として，いったん未分化状態のiPS細胞に戻してから再度心筋細胞への分化プログラムをONにする方法を説明したが，線維芽細胞を未分化状態に戻すことなく心筋細胞に転換する「ダイレクトリプログラミング direct reprogramming」と呼ばれる方法が最近注目されている。これは図100[1]にあるように，Waddingtonのエピゲノム鳥瞰図で示すと，線維芽細胞の谷と心筋細胞の谷の間にある尾根を直接越えてしまおうというターザンのような方法である。このようにして作成した心筋細胞を「誘導心筋細胞 induced cardiomyocyte (iCM)」と呼ぶ。

　ダイレクトリプログラミングという概念の先駆けとなったのは，骨格筋のマスター遺伝子 MyoD の発見までさかのぼる。1988年，線維芽細胞に MyoD を強制発現させると骨格筋細胞に分化することが示された[2]。その後，神経細胞などとともに心筋細胞でも線維芽細胞からダイレクトリプログラミングができることが示された。

1 GMT因子・GHMT因子によるダイレクトリプログラミング

　最初の誘導心筋細胞は，慶應義塾大学の家田真樹講師により樹立された[3]。山

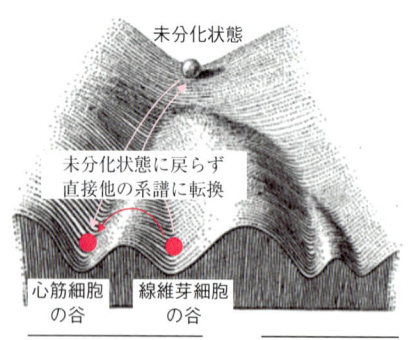

図100　ダイレクトリプログラミングの原理イメージ（Reprinted by permission from Macmillan Publishers Ltd : Slack JM. Conrad Hal Waddington : the last Renaissance biologist? Nat Rev Genet 2002 ; 3 : 889-95, copyright 2002）

中先生がiPS細胞を樹立した戦略を踏襲したようだ．心筋細胞に分化することが知られている14の因子に注目し，そのなかから1つずつ因子を除くアッセイを行っている．心筋細胞のマーカーである αMHC のプロモーター下流に蛍光蛋白をコードする GFP を挿入し，フローサイトメーターにより GFP の発現で心筋細胞への分化を評価している（図101上）[3]．この方法で，ダイレクトリプログラミングに必要な因子が Gata4，Mef2C，Mesp1，Tbx5 の4因子まで絞られた．さらに，αMHC に加えて心筋収縮のマーカーである心筋トロポニンI（cTnT）の2つで評価し，4因子から1因子ずつ除くアッセイを行い，最終的に Gata4，Mef2C，Tbx5 の3因子に絞り込まれている（図101下）．これら3因子をその頭文字をとって GMT 因子と呼ぶ．線維芽細胞に GMT 因子を導入することにより，5～7%の細胞が αMHC と cTnT を発現するようになり，さらに，そのなかの少数の細胞が自律的に収縮を始めるようになる．

これらの収縮する細胞では，カルシウムトランジエントと呼ばれる収縮に必要な細胞内 Ca^{2+} 濃度の一過的な上昇と活動電位が記録される（図102）[3]．

GMT 因子によるダイレクトリプログラミングの効率が低いことがしばしば問題となっており，多くの研究室で効率を上げる試みが行われている．最近，Hand2 と呼ばれる右室の発生に関わる転写因子を加えることにより，ダイレクトリプログラミング効率を約20%まで上昇できることが報告された[4]．GMT にHand2 を加えた組み合わせを GHMT 因子と呼ぶ．GMT 因子あるいは GHMT 因子によって一度心筋細胞に転換すると，これらの因子を除いても線維芽細胞に戻ることはなく，心筋細胞としての特性が維持される．図100 に示したように，一度尾根を越えて隣の谷に移ると，元の尾根に戻るリプログラミングの刺激が入らない限り，転換した先の谷に居続けることになる．

2　マイクロRNAを用いたダイレクトリプログラミング

マイクロRNAは，様々な器官の発生・分化に関与することが知られている．そこで，マイクロRNAにより線維芽細胞から心筋細胞へのダイレクトリプログラミングが誘導できるのではないかという作業仮説が立てられ，検証が行われた．心臓の発生に関わっていることが知られているマイクロRNAの組み合わせを線維芽細胞に導入し，線維芽細胞と心筋細胞に発現する10遺伝子を解析して，心筋細胞への分化を誘導する組み合わせを探した．その結果，miR-1，miR-133，miR-208，miR-499 の4つのマイクロRNAのクラスターにより最も効率よく心筋細胞への分化が誘導されることが示された[5]．これら4つのマイクロRNA導入により拍動する心筋細胞の数も増加することも示された．

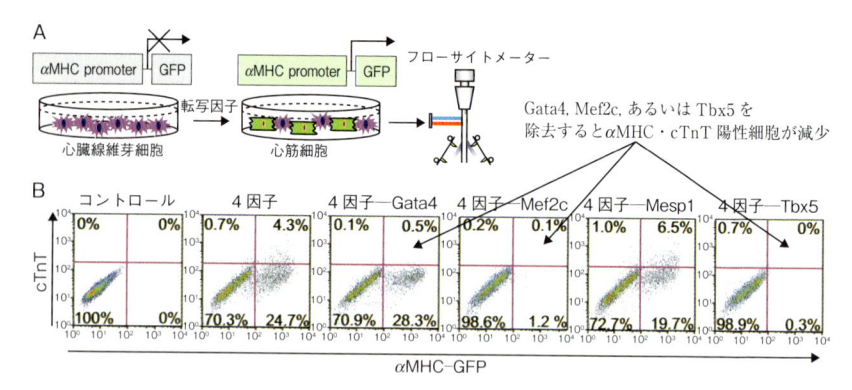

図101 iCMの誘導に必須のGMT因子の同定（Ieda M, et al. Direct reprogramming of fibroblasts into functional cardiomyocytes by defined factors. Cell 2010 ; 142 : 375-86, Elsevier）

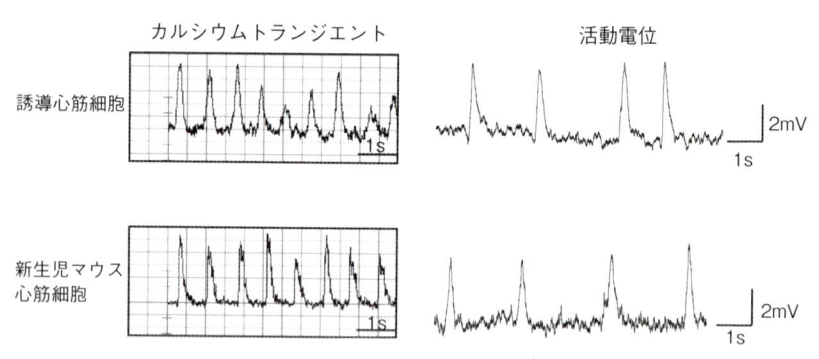

図102 誘導心筋細胞から記録したカルシウムトランジエントと活動電位（Ieda M, et al. Direct reprogramming of fibroblasts into functional cardiomyocytes by defined factors. Cell 2010 ; 142 : 375-86, Elsevier）

3 *in vivo*におけるダイレクトリプログラミング

　心筋梗塞が起こると，そのままでは心臓破裂を起こすので，梗塞部位では線維芽細胞が増殖し，組織強度を増して心臓破裂を防ぐ．すなわち，梗塞部位では線維芽細胞が増加する．この増加する線維芽細胞を心筋細胞にダイレクトリプログラミングすることができれば，心筋梗塞の治療として画期的かもしれない．

　レトロウイルスベクターを用いたGMT因子導入によって*in vivo*で線維芽細胞が心筋細胞に転換することを遺伝子改変マウスで確認した後，マウス心筋梗塞モデルでGMT因子により心機能が改善するかという検討が行われた．その結果，心機能はMRIで評価され，改善が確認された（図103）[6]．

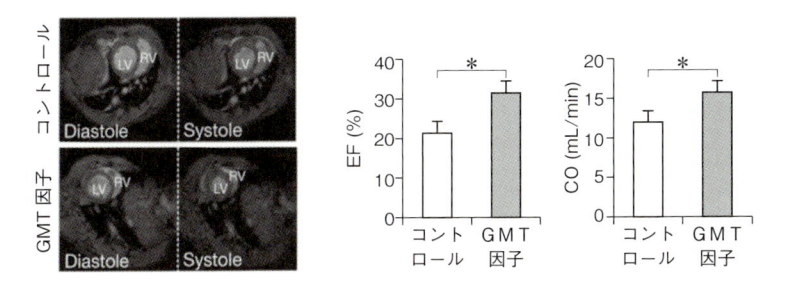

図103　GMT因子導入による *in vivo* での心機能に対する影響。＊：p＜0.05。(Reprinted by permission from Macmillan Publishers Ltd : Qian L, et al. *In vivo* reprogramming of murine cardiac fibroblasts into induced cardiomyocytes. Nature 2012 ; 485 : 593-8, copyright 2012)

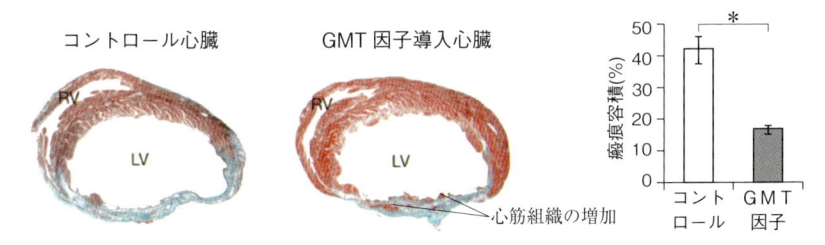

図104　GMT因子導入による *in vivo* での瘢痕範囲の縮小。青い部分：梗塞巣。＊：p＜0.05。(Reprinted by permission from Macmillan Publishers Ltd : Qian L, et al. *In vivo* reprogramming of murine cardiac fibroblasts into induced cardiomyocytes. Nature 2012 ; 485 : 593-8, copyright 2012)

組織学的検討からも，梗塞部位において心筋組織が増加，線維組織が減少しており，ダイレクトリプログラミングが行われたことが確認される（図104)[6]。

4　心筋細胞から刺激伝導系細胞へのリプログラミング

心臓は約100億個の心筋細胞からなるが，これらの興奮は洞房結節の自動拍動するわずか1万個弱のペースメーカー細胞によって維持されている。

加齢や心不全などにより洞房結節の機能が低下すると，人工ペースメーカーの植込みによる治療が行われる。ペースメーカー植込みは新規が年間4万件弱，ジェネレーター交換を含めると年間6万件弱で年々微増傾向にある。これだけで全医療費の約2％を占め，医療費高騰が叫ばれるわが国では大きな重荷となっており，「生物学的ペースメーカー *biological pacemaker*」の開発に期待が寄せられている。

これまでは，生物学的ペースメーカーの樹立はイオンチャネルの遺伝子操作や

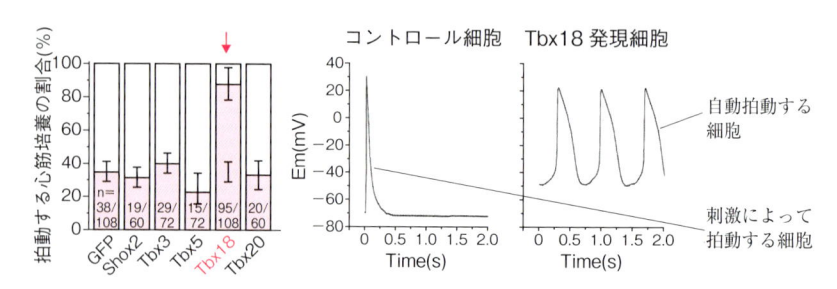

図 105　*in vitro* 系での iSAN 細胞の樹立（Reprinted by permission from Macmillan Publishers Ltd : Kapoor N, et al. Direct conversion of quiescent cardiomyocytes to pacemaker cells by expression of Tbx18. Nat Biotechnol 2013 ; 31 : 54-62, copyright 2013）

胚性幹細胞（ES 細胞）の移植により試みられていた．欧米ではすでに臨床治験も行われているが，必ずしも良好な結果は得られていないようだ．最近，ダイレクトリプログラミングによる心筋細胞からの洞房結節細胞の樹立が達成され，「誘導洞房結節細胞 *induced sin-atrial node cell*（iSAN 細胞）」と名づけられた[7]．iSAN はなかなか魅力的で，期待がもたれる．

　iSAN 細胞がどのようにして樹立されたのかを説明しよう．洞房結節の発生に関わる転写因子は，すでに複数知られている．そこで，これらの転写因子をそれぞれ単離した新生ラット心室筋細胞に導入し，自律拍動細胞の割合を解析したところ，Tbx18 と呼ばれる転写因子を導入することで自律拍動細胞の割合が増加した（図 105）[7]．

　iSAN 細胞へのダイレクトリプログラミングは，*in vivo* でも試みられている．マウスで房室ブロックを作成して心尖部に Tbx18 を導入すると，図 106A[7] のように拍動数が増加した．心室の興奮伝搬のベクトルは，コントロール心臓では接合部調律のため上→下方向となっているが，Tbx18 導入心臓では心尖部から興奮が始まっているため下→上方向と逆転している．さらに，β刺激薬のイソプロテレノールを投与すると心拍数が増加し，副交感神経受容体刺激薬のアセチルコリンを投与すると心拍数が低下しており（図 106B），自律神経の制御を受けていることがわかる．これは極めて重要なポイントである．運動や発熱による全身の代謝亢進が起こると，心拍数が増加し全身への血液，すなわち酸素の供給が増加する．

　人工ペースメーカーでもレート応答機能を有するものが開発されているが，なぜかわからないが十分に普及している印象はない．iSAN 細胞が自律神経の制御を受けることは，iSAN 細胞には内因性のレート応答と同様の機能が備わっていることになる．

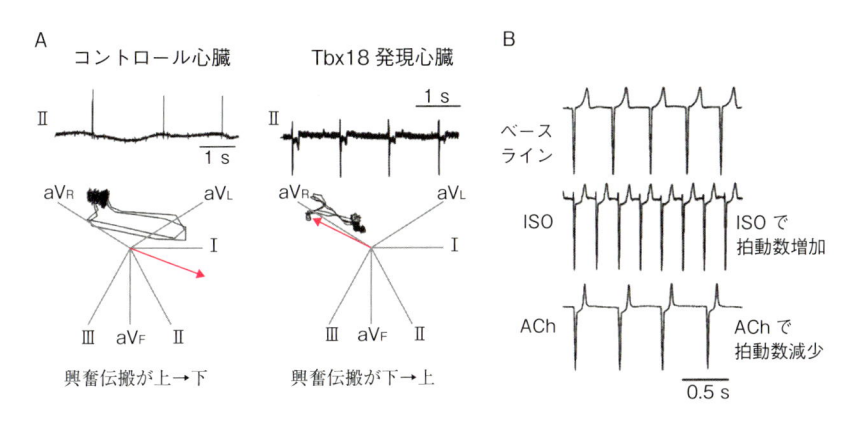

図 106 *in vivo* での iSAN 細胞の樹立（Reprinted by permission from Macmillan Publishers Ltd：Kapoor N, et al. Direct conversion of quiescent cardiomyocytes to pacemaker cells by expression of *Tbx18*. Nat Biotechnol 2013；31：54-62, copyright 2013）

　iSAN 細胞の残された課題は，心室筋ではなく心房筋，できれば洞房結節近傍でのダイレクトリプログラミングが確立されること，および臨床での検討が行われることだろう．

メモ 21 ● 洞房結節と Tbx18

　洞房結節の発生のところで，洞房結節の発生には Tbx3 が関係すると説明した［→ p.56 参照］．それなのに，ここではどうして Tbx3 でなく Tbx18 なのかと疑問に思われる読者もいるだろう．発生の分子メカニズムは臨床には直接関係しないので，本書では，極端に端折って説明している．洞房結節の発生の説明でも同様である．実は洞房結節の発生では「Tbx18 → Shox2 → Tbx3」というシグナルが関係する．それでは，Tbx18 の導入では iSAN ができたのに，Shox2 や Tbx3 の導入ではなぜ iSAN ができなかったのだろう？

　Tbx3 や Shox2 は最終段階付近で Hcn4 の発現誘導，ANP・Cx40 の発現抑制を行っているが，洞房結節細胞はこれだけを特徴とするものではないはずだ．このほかの洞房結節細胞の特徴は，Tbx18 からいまだ同定されていないパスウェイで制御されているものと考えられる．

$$Tbx18 \begin{matrix} \nearrow \text{Shox2} \to \text{Tbx3} \to \text{Hcn4}\uparrow, \text{ANP}\cdot\text{Cx40}\downarrow \\ \searrow ? \to ? \to \text{洞房結節細胞の他の特徴} \end{matrix}$$

　洞房結節細胞へのダイレクトリプログラミングには，元の Tbx18 の段階までさかのぼる必要があったのではないだろうか．

文　献

1. Slack JM. Conrad Hal Waddington : the last Renaissance biologist? Nat Rev Genet 2002 ; 3 : 889-95.
2. Tapscott SJ, et al. MyoD1 : a nuclear phosphoprotein requiring a Myc homology region to convert fibroblasts to myoblasts. Science 1988 ; 242 : 405-11.
3. Ieda M, et al. Direct reprogramming of fibroblasts into functional cardiomyocytes by defined factors. Cell 2010 ; 142 : 375-86.
4. Nam Y-J, et al. Reprogramming of human fibroblasts toward a cardiac fate. Proc Natl Acad Sci USA 2013 ; 110 : 5588-93.
5. Jayawardena TM, et al. MicroRNA-mediated *in vitro* and *in vivo* direct reprogramming of cardiac fibroblasts to cardiomyocytes. Circ Res 2012 ; 110 : 1465-73.
6. Qian L, et al. *In vivo* reprogramming of murine cardiac fibroblasts into induced cardiomyocytes. Nature 2012 ; 485 : 593-8.
7. Kapoor N, et al. Direct conversion of quiescent cardiomyocytes to pacemaker cells by expression of *Tbx18*. Nat Biotechnol 2013 ; 31 : 54-62.

E 心臓再生医療および本書全体のまとめ

　本書は，発生，発生が関係する疾患，再生の3部構成になっている。心臓は建て増し型の進化発生様式を示す器官であり，進化発生が個体発生に凝集しているので，個体発生も進化発生と関連づけて説明した。それでは，この発生から学ぶことは，臨床家にとってどのような側面で生かされるのであろう？　これには2つのケースがあるように思う。

　1つは，発生と関係のある疾患を理解するときである。発生と関係のある疾患は，これまでは先天性心疾患と考えられてきた。もちろん，先天性心疾患は発生と関係する。またメモ14に書いたように，先天性心疾患の治療・管理が飛躍的に進歩したことにより，循環器内科医も成人の先天性心疾患を診る機会が増え，今後ますます増えると予想される。病棟の半分近くが成人先天性心疾患患者で埋まっているという病院もあるようだ。循環器内科医も是非，先天性心疾患の基本的な知識は獲得しておきたいものだ。また，成人になってから発症する疾患でも，発生と関係するものが少なくないようだ。例えば，肺高血圧症・心房細動は心臓と肺をつなぐために建て増された肺動脈・肺静脈から起こる。ところが，肺高血圧の治療薬・抗心房細動薬の有効性が低いことが臨床的に問題となっている。肺高血圧ではやっと肺動脈拡張薬が用いられるようになり，有効性も上がってきている。しかし，肺高血圧の本態が器質的な狭窄・閉塞であることから，平滑筋・線維芽細胞の増殖などの器質的変化を標的とする薬物の開発が待たれる。抗心房細動薬も，心房筋のイオンチャネルを標的とするものばかりである。もちろん，心房細動の維持には心房筋が関与するのでまったく意味がないわけではないが，発生学的な視点を取り入れて肺静脈の心筋細胞の分子を標的とする薬物開発が行われることが待ち望まれる。

　もう1つは，再生医療を考えるときである。再生では，iPS細胞や骨髄幹細胞などの未分化な細胞から心筋細胞を作る必要がある。発生で中胚葉の未分化な細胞，間葉系幹細胞が心筋細胞に分化するときには，様々なシグナルが関係する。シグナルは扱いだすときりがないし，臨床家にとっては混乱のもとになるだけなので本書ではほとんど扱っていない。しかし，実はこの発生のシグナルを使って心筋細胞の再生が行われているのだ。iPS細胞から心筋細胞を分化誘導するとき，様々なサイトカインを特定のタイミングで添加している。これは間葉系幹細胞か

表18 心臓再生治療に関する主な臨床試験

	臨床試験（名前がないものは内容）	対象疾患	有効性	副作用
細胞周期再導入	rhNRG-1	心不全	△[#1]	(−)
骨格筋芽細胞	多数		○	不整脈
非分画骨髄単核球	TOPCARE-AMI	虚血性	○	(−)
	REPAIR-AMI	虚血性	○	(−)
	BOOST	虚血性	△[#2]	(−)
	ASTAMI	虚血性	×	(−)
	TOPCARE-DCM	拡張型心筋症	○	(−)
間葉系幹細胞	POSEIDON	虚血性	○	(−)
	PROMETHEUS	虚血性	○	(−)
骨髄CD34陽性細胞	REGENT	虚血性	○	(−)
脂肪由来間葉系幹細胞	PRECISE	虚血性	○	(−)
c-Kit陽性心臓幹細胞	SCIPIO	虚血性	○	(−)
cardiosphere	CADECEUS	虚血性	○	(−)

[#1] 左室拡張末期容量のみ，ぎりぎりの有意差を示している．
[#2] 短期評価では有意な改善を認めるが，長期評価では有意な改善を認めない．

ら心筋細胞が発生するときに内胚葉や脊索から分泌されるサイトカインを，同じタイミングで添加していることになる．このように，再生医療には発生の知識が不可欠であった．

* * *

表18にPart Ⅲで述べた各種の心臓再生治療における主な臨床試験の成績をまとめる．このうちどれが今後一般臨床で普及するのか，あるいはこれ以外のiPS細胞などが普及するのかは，今のところわからない．また，一般臨床に普及するのは10年近く先になりそうだ．今後このような再生医療を臨床医の方々が実際に使う時代が来るだろうが，この再生医療の普及には発生の知識が生かされたことを覚えておいてほしい．

索　引

（分子と遺伝子の表記が同じものは，ここではイタリックとはせずに表示した）

【欧文索引】

ACE 阻害薬　95
angiogenesis　61
anterior heart filed（AHF）　28
ARB　95
ASTAMI　147

ballooning　17
bHLH 型転写因子（Hand）　36
　── Hand1　36, 86
　── Hand2　36, 165
Brugada 症候群　109

c-Kit　154
CACNA1G　58
CADUCEUS　156
cardiac stem cell（CSC）　154
cardio-pulmonary progenitor（CPP）　29
cardiosphere 由来細胞（CDC）　156
CD34 陽性細胞　151
chamber specification　17, 32
CHARGE study　106

direct reprogramming　164
DNA メチル化　86
Down 症候群　80

Eisenmenger 症候群　79, 82
embryoid body（EB）　136
embryonic stem cell（ES 細胞）　36, 133
endothelial progenitor cell（EPC）　151
epithelial-mesenchymal transition（EMT）　58

Fallot 四徴症　82, 84

Gata4　34, 40, 83, 165
GHMT 因子　164
Gli1　29, 107
GMT 因子　164

heart tube　15
hematopoietic stem cell（HSC）　151
His-Purkinje 系　48
　── 発生　50
HLA 抗原　150

induced cardiomyocyte（iCM）　164
iPS 細胞　133
　── 医療応用　142
　── 心筋細胞への分化誘導方法　136
iPS 細胞由来心筋細胞　143
　── 心臓再生実験　140
　── 心臓再生治療の展望　141
　── 特性　137
　── 分離方法と移植方法　139
Islet1　26, 29, 107

J 点　110

Kartagener 症候群　114
Kent 束　101
Kirklin 分類　80
Koch の三角　59

lefty　24
looping　16

Mef2C　165
mesenchymal stem cell（MSC）　149
Mesp1　165
MLC2a　26
neural crest　20
neuregulin　33, 129
　── ヒトリコンビナント NRG-1（rh-NRG-1）　129
Nkx2.5　29, 34, 40, 56, 82, 107
nodal　24, 87
Notch　53, 97, 103
Nppa　56

PDE5 阻害薬　120

PGE2　89
Pitx2c　24, 56, 87, 107
POSEIDON　149
posterior heart field (PHF)　28
PPARγ　92
PRECISE　152
primary heart field (PHF)　8
PRKAG2　102
proepicardium　20

QT 延長症候群
　　——先天性 1 型　144
　　——薬物誘発性　142

REGENT 試験　151
REPAIR-AMI　147

SCIPIO　154
SCN5A　9, 58, 103, 109, 111
secondary heart field (SHF)　8

T-ボックス (Tbx) 型転写因子　34, 56, 58
　　—— Tbx2　34, 58, 103
　　—— Tbx3　56, 58, 103, 109
　　—— Tbx5　34, 40, 83, 165
　　—— Tbx18　169
　　—— Tbx20　35, 40
T 型 Ca^{2+} チャネル (CACNA1G)　103
tertiary heart field　55
triggered activity　104

vascular endothelium growth factor (VEGF)　61
vasculogenesis　61

Waddington のエピゲノム俯瞰図　133
Wnt シグナル　55, 92, 97
　　—— Wnt2　29, 107
　　—— Wnt8c　55
Wolff-Parkinson-White (WPW) 症候群　101

【和文索引】

あ

アセチルコリン　138, 168
アドレナリン作動性ニューロン　64, 67
アポトーシス　57, 101, 159
アンジオポエチン-1　159

異常自動能　104, 109
イソプロテレノール　138, 145, 168
一過性外向き K^+ 電流 (I_{to})　111
インスリン様増殖因子　145, 159
咽頭弓動脈　68

植込み型除細動器 (ICD)　94
右胸心　114
右室流出路　28, 29, 92, 112
運動線毛　22, 114

エピゲノム　86
円錐動脈幹　70
　　——隆起　19, 38
エンドセリン-1　52, 145
エンドセリン受容体拮抗薬　119

か

解離性大動脈瘤　116
褐色細胞腫　120
カナダ心血管学会狭心症症状分類　153
過分極誘発性陽イオンチャネル (Hcn4)　56, 103, 109
感覚線毛　22
幹細胞増殖因子　159
完全大血管転位　87
冠動脈の発生　20, 59
間葉系 (幹) 細胞　31, 58, 85, 92, 149
　　——脂肪由来　152

ギャップ結合チャネル　58
虚血性心疾患　147
筋性部欠損　81

血管芽細胞　61
血管新生　61, 69, 158
血管内皮系前駆細胞 (EPC)　69, 151
血管内皮細胞　29, 52, 61, 69, 158

血管内皮細胞増殖因子（VEGF）　61, 159
血管平滑筋細胞　29, 61, 69, 158
血島　69
腱索　45
原始血管網　69
原始心筋　33
原始心筒　15, 28, 32, 60

コアクチベーター　37
交感神経　65, 120
後心臓予定領域（PHF）　28, 29
構造的リモデリング　105
高齢者　104
高齢出産　90
骨格筋芽細胞　131
骨形成因子（BMP）　67
　　──BMP10　97
骨髄単核球細胞　146
コネキシン
　　──Cx30.2　58, 103
　　──Cx40　56, 103, 109
　　──Cx43　103
コミットメント　14, 35
コリン作動性ニューロン　64, 67
コレプレッサー　37

さ

再分極異常　111, 112
細胞移植治療　131
細胞周期　124, 128
細胞融合　159
左脚ブロック　46
左室心筋緻密化障害　94
サルコメア蛋白　98
酸素分圧　89

刺激伝導系　101
　　──発生　19, 48
刺激伝導系細胞　167
疾患iPS細胞　144
室間溝　39
周皮細胞　29, 69
上皮-間葉移行（EMT）　58, 101
上皮細胞　20, 22, 58, 60, 114
静脈洞心筋細胞　29
触媒サブユニット　102

自律神経　64, 67, 168
心外膜　20, 33, 60, 96, 111
心外膜前駆組織　20, 60, 112
心機能　158
心筋梗塞　147, 149, 158, 166
心筋再生　126
心筋細胞　27, 35, 61, 85, 124, 128, 136
　　──刺激伝導系細胞へのリプログラミング　167
　　──分化　158
心筋シート　140
心腔形成　17, 32
神経堤（細胞）　20, 51, 65, 70, 120
心血管系の変化　9
心耳　29, 110
心室筋　36
　　──3層構造　96
心室形成　17
心室細動　109
心室中隔　39
心室中隔欠損　41, 79
心室の左右分化　35
心室流出路　29
心ゼリー　37
心臓
　　──構造の起源　74
　　──左右の起源　22
　　──進化発生　8
　　──神経支配　63
心臓幹細胞（CSC）　154, 158
心臓原基　25, 54
心臓再同期療法（CRT）　95
心臓神経　63, 65
腎臓の進化発生　6
心臓発生　13
　　──マーカー　73
　　──時系列　72
心臓予定領域
　　──第1　8, 25, 30, 110
　　──第2　8, 25, 27, 84, 92, 109, 117
　　──第3　54
心臓領域の形成　13
心内膜　33, 96, 111
心内膜床　37
心内膜隆起　19, 38

心肺前駆細胞（CPP） 29, 107
心不全 67
心房 29
心房筋 36
心房形成 18
心房細動 104
　――全ゲノム相関解析（GWAS） 105
　――発症メカニズム 107
心房性ナトリウム利尿ペプチド（ANP） 56, 109
心房中隔 41
心房中隔欠損症 83

セルソーティング 139
線維芽細胞 58, 61, 134, 144, 164, 166
線維芽細胞増殖因子（FGF） 33, 67, 96, 159
線維輪 57, 101
前心臓予定領域（AHF） 28, 29, 112
先天性心疾患 78
前特異化モデル 19

造血幹細胞（HSC） 151
造血系前駆細胞 69
総房室口 38
僧帽弁逆流 46
側性遺伝子 23, 87

た

大血管系の発生 68
大動脈2尖弁 114
大動脈起始部 70
大動脈弓 68
ダイレクトリプログラミング 164
脱分極異常 111, 113
多能性幹細胞 133

知覚神経 65
緻密層 96
チャンバー心筋 33
中隔形成 18, 37
中胚葉 13, 35
調節サブユニット 102

低酸素 61
デスモソーム 92

電位依存性 Ca^{2+} チャネル 49, 89
電位依存性 Na^+ チャネル（SCN5A） 49, 58, 103, 109, 111
電気的リモデリング 105
洞房結節 49, 54, 167
動脈幹 16
動脈管 88
　――構造的リモデリング 90
動脈管開存 88
動脈幹隆起 114

な

内臓逆位 87

肉柱層 97
ニコランジル 89
乳頭筋 45, 46

ノード流 22, 114

は

肺高血圧症 117
肺静脈 29, 105, 107
胚性幹細胞（ES 細胞） 36, 133, 168
肺動脈 119
肺動脈起始部 70
胚様体（EB） 136
パラクリン因子 129, 137
パラクリン機序 159
バルーニング 17, 28, 32
半月弁（大動脈弁・肺動脈弁） 19, 46

ヒアルロン酸 91
肥大型心筋症 145

フィールド電位 143
フィコール遠心法 148
フィブロネクチン 91
副交感神経 64, 120
副伝導路 101
不整脈 93, 101
不整脈原性右室心筋症（ARVC） 92
プロスタサイクリン 119
分界稜 29

ペースメーカー　167
βカテニン　92，97，128
ヘパラン硫酸　91
弁形成　18，43
弁尖口　38

房室回帰性頻拍（AVRT）　101
房室管　16，37，45，57
房室結節　34，49，54，57，59，101
房室中隔　44
房室弁（僧帽弁・三尖弁）　19，43

ま

マイクロRNA　57，165
膜様部欠損　80
膜様部中隔　41
マンハッタンプロット　106

ミオシン重鎖
　── αMHC　138，165
　── βMHC　138
　──心室筋特異的（VMHC1）　36
　──心房筋特異的（AMHC1）　36
ミトコンドリア　139
ミネソタ心不全QOL質問票（MLHFQ）　151
脈管形成　61，69

迷走神経　63
免疫反応　150

や

山中4因子（OSKM因子）　134

誘導心筋細胞（iCM）　164
誘導洞房結節細胞（iSAN細胞）　168
ユビキチン化　99

ら

卵円孔　42，84

リエントリー　104
リクルートモデル　19
流入部欠損　80
両大血管右室起始　47

ルーピング（心ループ形成）　16，23，28，32，49，88

レチノイン酸　33，36，88

漏斗部欠損　80
漏斗部中隔　40

〈著者略歴〉

古川 哲史　東京医科歯科大学難治疾患研究所生体情報薬理分野 教授

1989年　東京医科歯科大学大学院医学研究科博士課程（内科学専攻）修了，米国マイアミ大学医学部内科学循環器部門・リサーチアシスタントプロフェッサー

1990年　東京医科歯科大学難治疾患研究所専攻生

1991年　学術振興会特別研究員

1994年　東京医科歯科大学難治疾患研究所自律生理分野 助手

1999年　秋田大学医学部第一生理学講座 助教授

2003年〜　現職

・日本循環器学会，日本薬理学会，日本生理学会，日本不整脈心電学会（理事），日本NO学会，日本循環薬理学会（幹事），国際心臓病研究学会日本部会

・著書：「そうだったのか！ 臨床に役立つ不整脈の基礎」（共著），「そうだったのか！ 臨床に役立つ循環薬理学」「そうだったのか！ 臨床に役立つ心血管ゲノム医学」（以上，MEDSi）。「目からウロコの心電図」（ライフメディコム）。日経メディカルオンラインに，古川哲史の「基礎と臨床の架け橋」を連載中。

そうだったのか！
臨床に役立つ心臓の発生・再生　　定価：本体 4,500 円＋税

2015 年 9 月 10 日発行　第 1 版第 1 刷 ©

著　者　古川哲史

発行者　株式会社　メディカル・サイエンス・インターナショナル
　　　　代表取締役　若松　博
　　　　東京都文京区本郷 1-28-36
　　　　郵便番号 113-0033　電話(03)5804-6050

印刷：双文社印刷／表紙装丁・イラスト：トライアンス

ISBN 978-4-89592-826-7　C3047

本書の複製権・翻訳権・上映権・譲渡権・公衆送信権（送信可能化権を含む）は㈱メディカル・サイエンス・インターナショナルが保有します。
本書を無断で複製する行為（複写，スキャン，デジタルデータ化など）は，「私的使用のための複製」など著作権法上の限られた例外を除き禁じられています。大学，病院，診療所，企業などにおいて，業務上使用する目的（診療，研究活動を含む）で上記の行為を行うことは，その使用範囲が内部的であっても，私的使用には該当せず，違法です。また私的使用に該当する場合であっても，代行業者等の第三者に依頼して上記の行為を行うことは違法となります。

JCOPY〈㈳出版者著作権管理機構　委託出版物〉
本書の無断複写は著作権法上での例外を除き禁じられています。複写される場合は，そのつど事前に，㈳出版者著作権管理機構（電話 03-3513-6969，FAX 03-3513-6979, info@jcopy.or.jp）の許諾を得てください。